JN063039

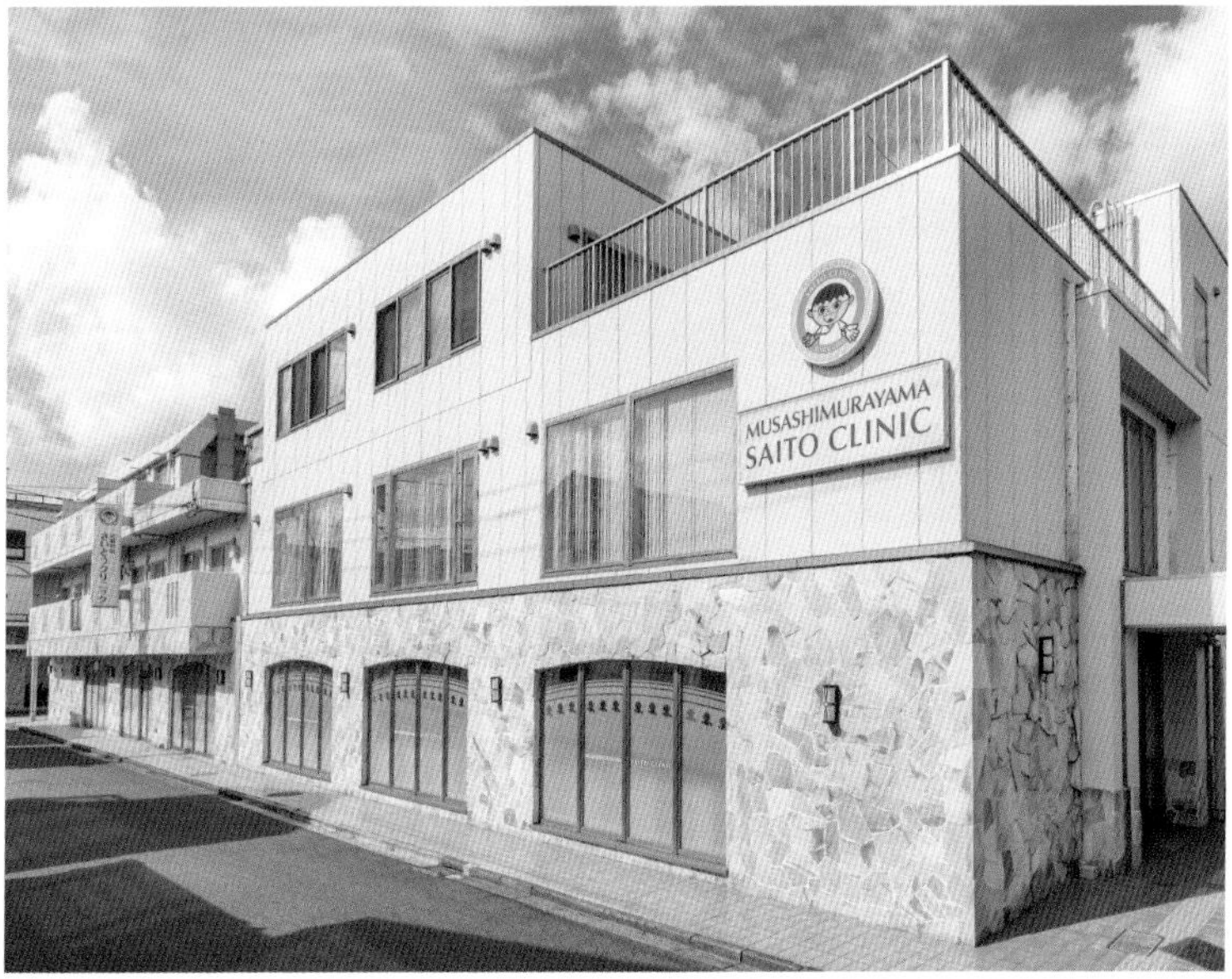
MUSASHIMURAYAMA
SAITO CLINIC

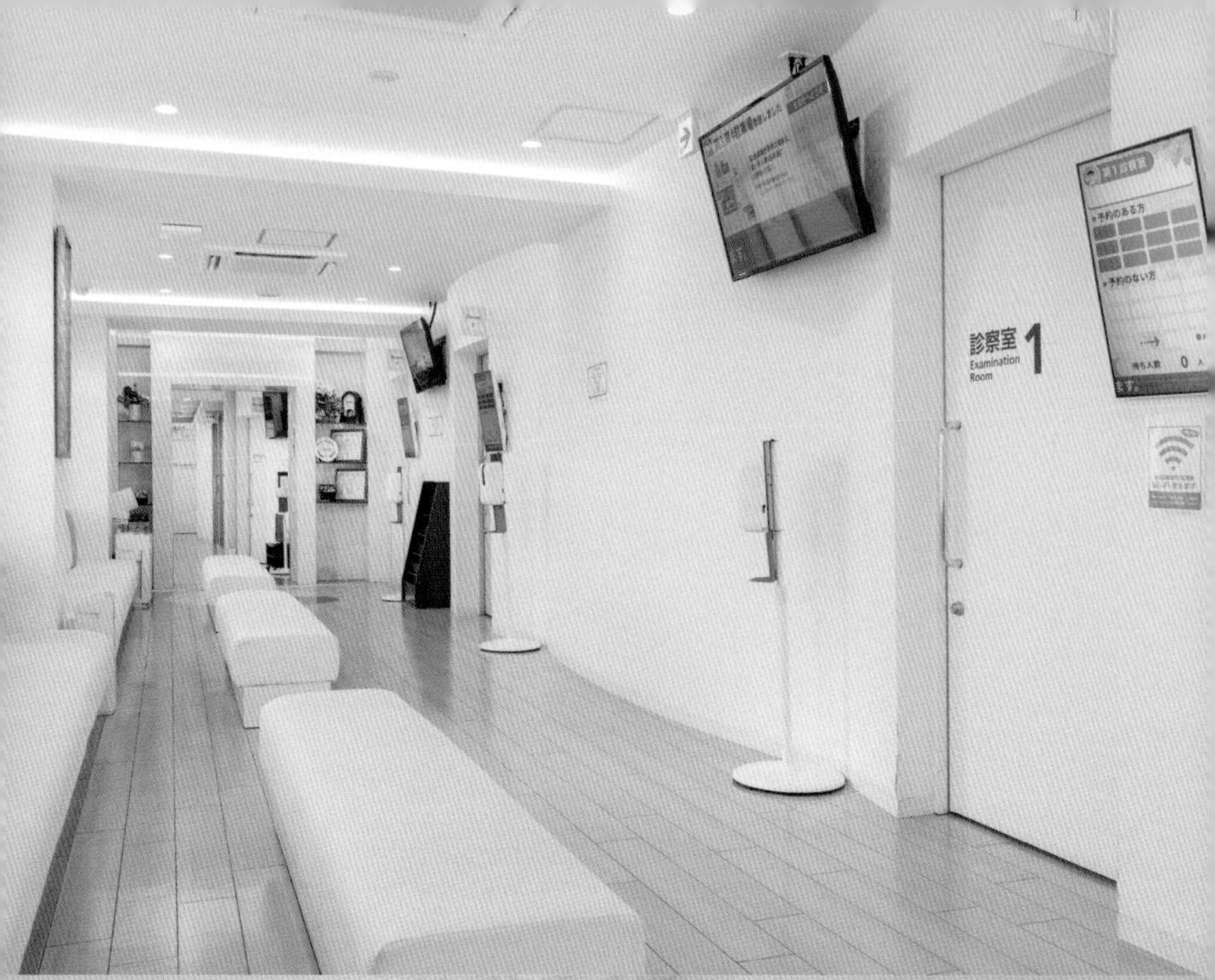

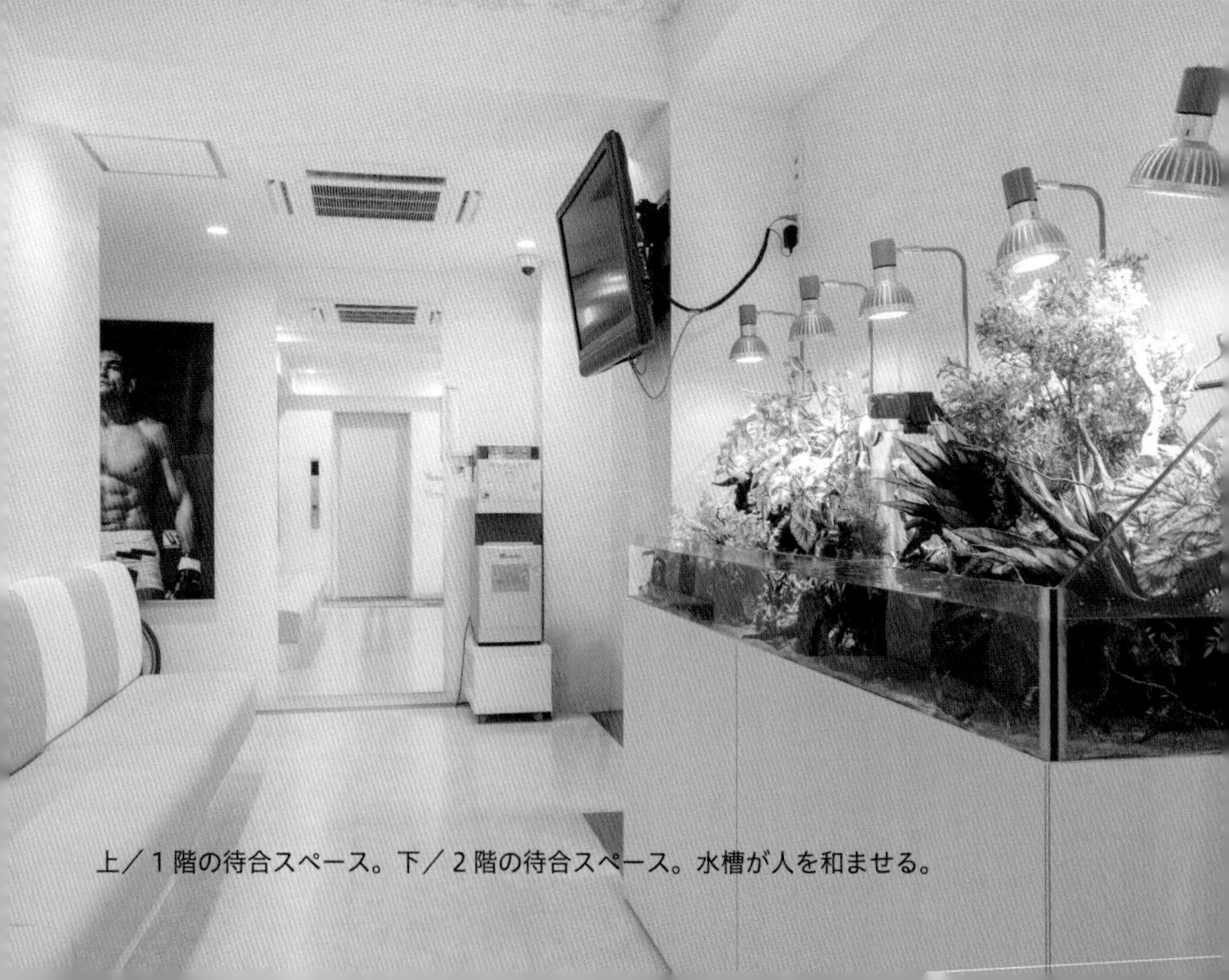

上／１階の待合スペース。下／２階の待合スペース。水槽が人を和ませる。

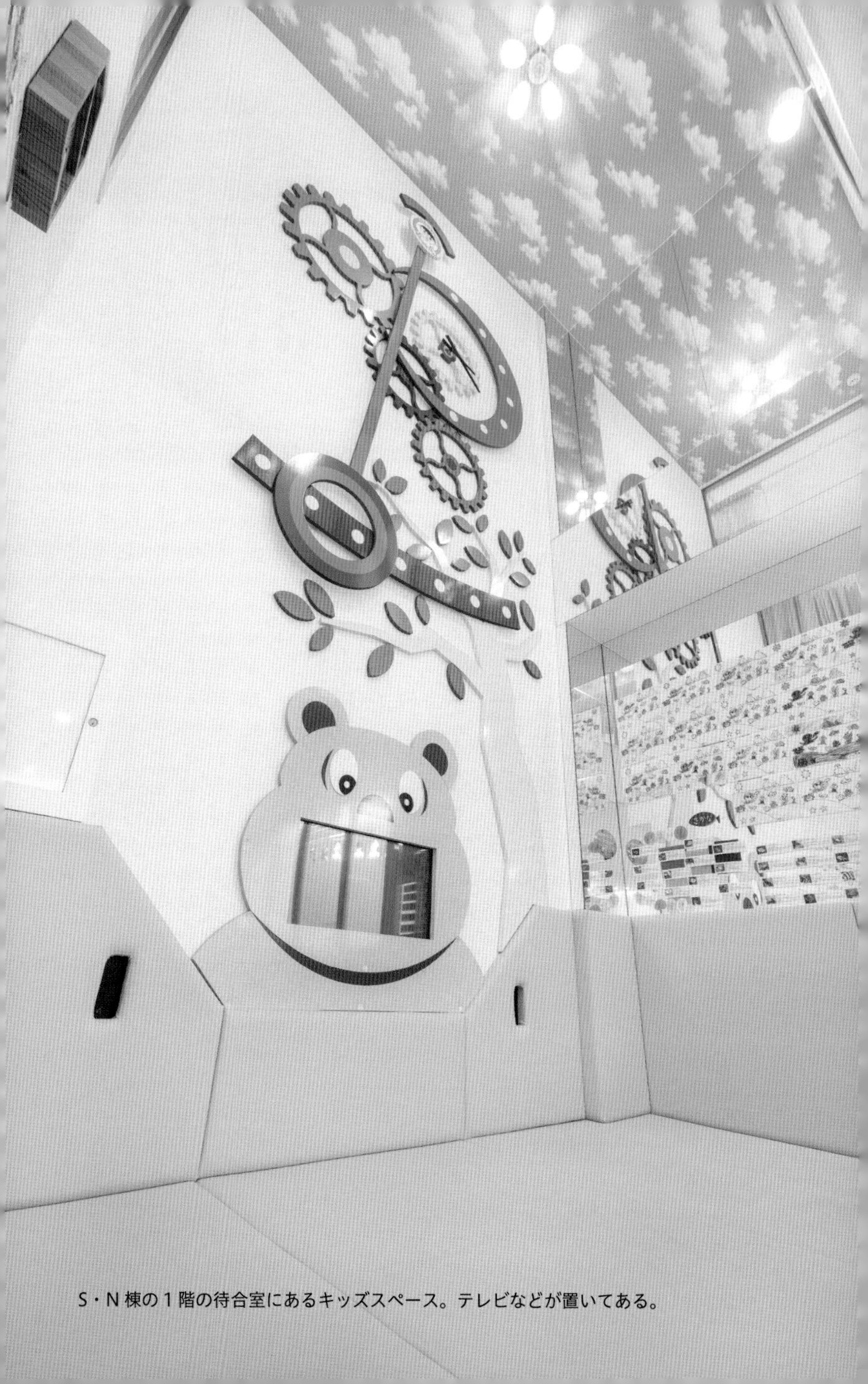

S・N 棟の 1 階の待合室にあるキッズスペース。テレビなどが置いてある。

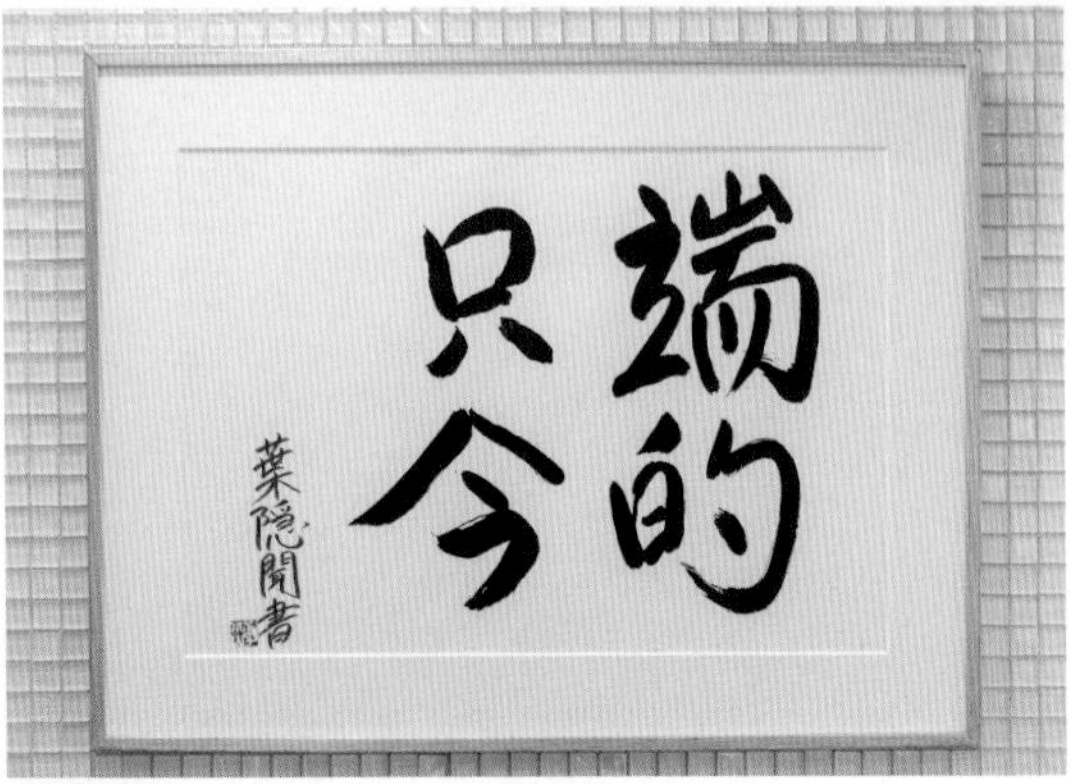
端的只今
葉隠聞書

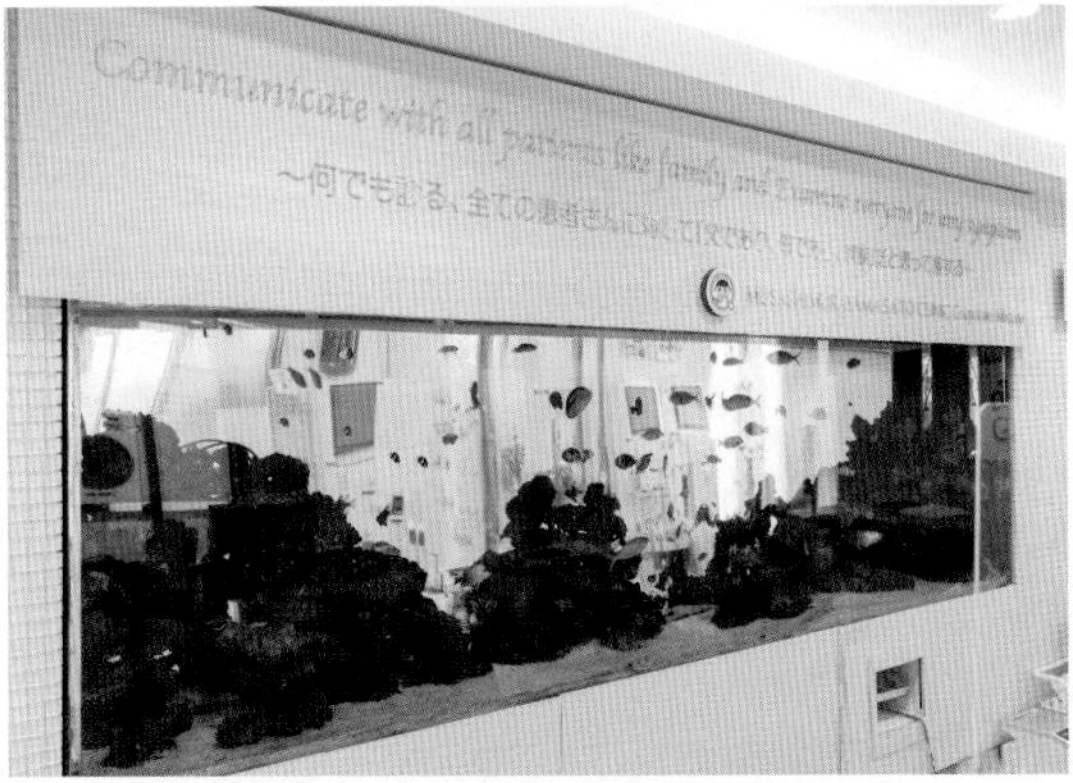
Communicate with all patients like family

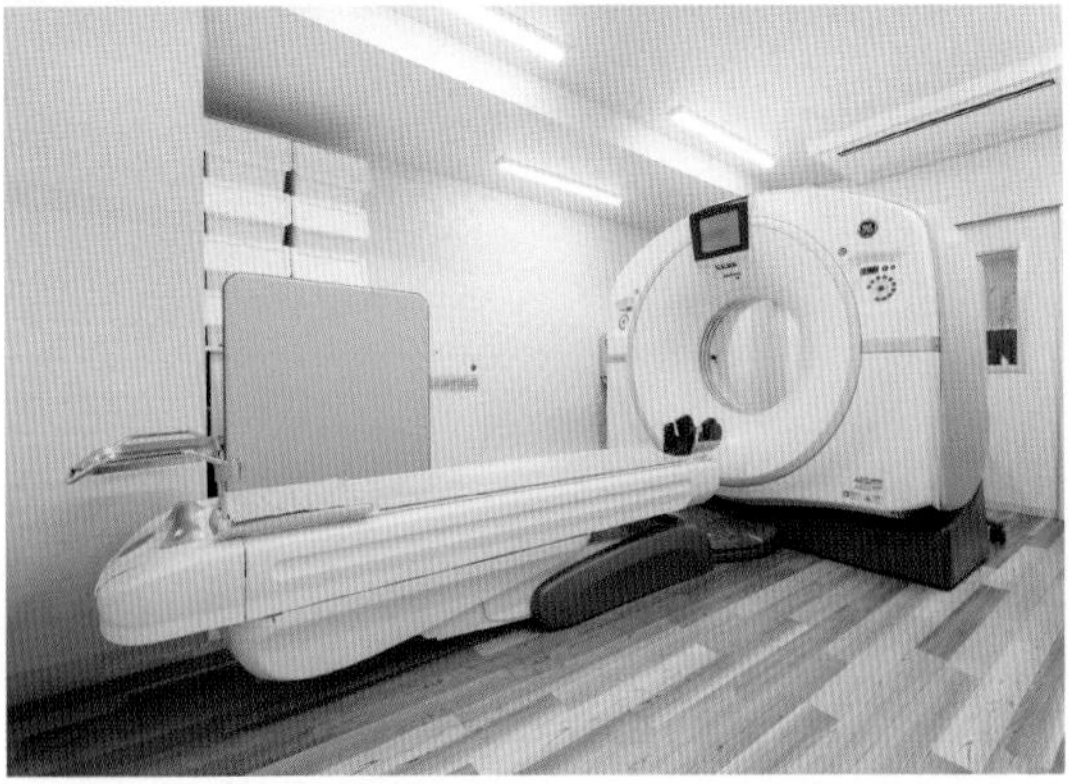

上／恩師の小山勇先生からいただいた色紙。受付に飾っている。中／大切にしている言葉を法人理念にし、受付スペースに掲げている。下／開院時から備えている検査機器、CT。

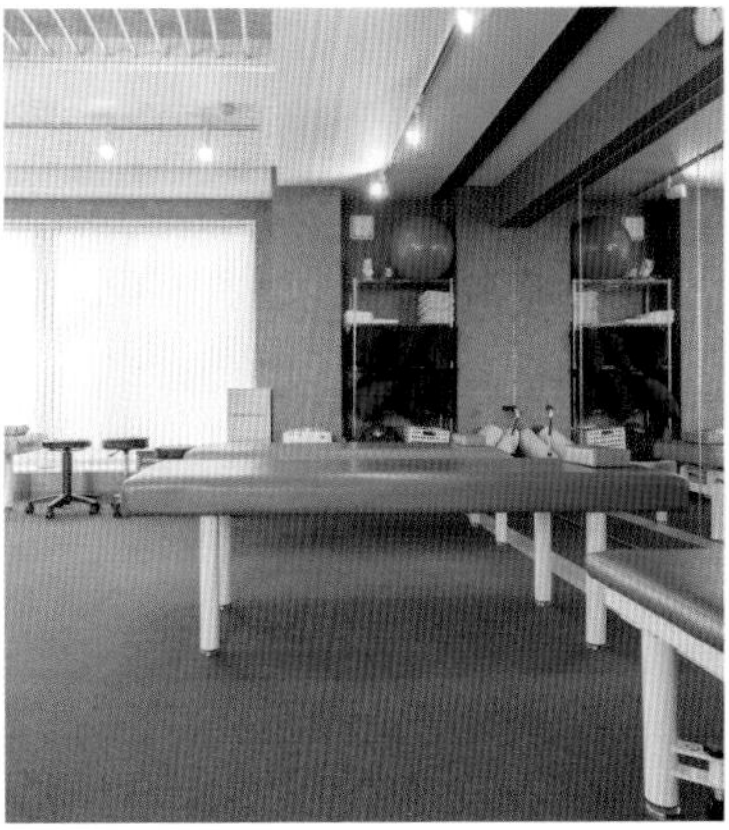

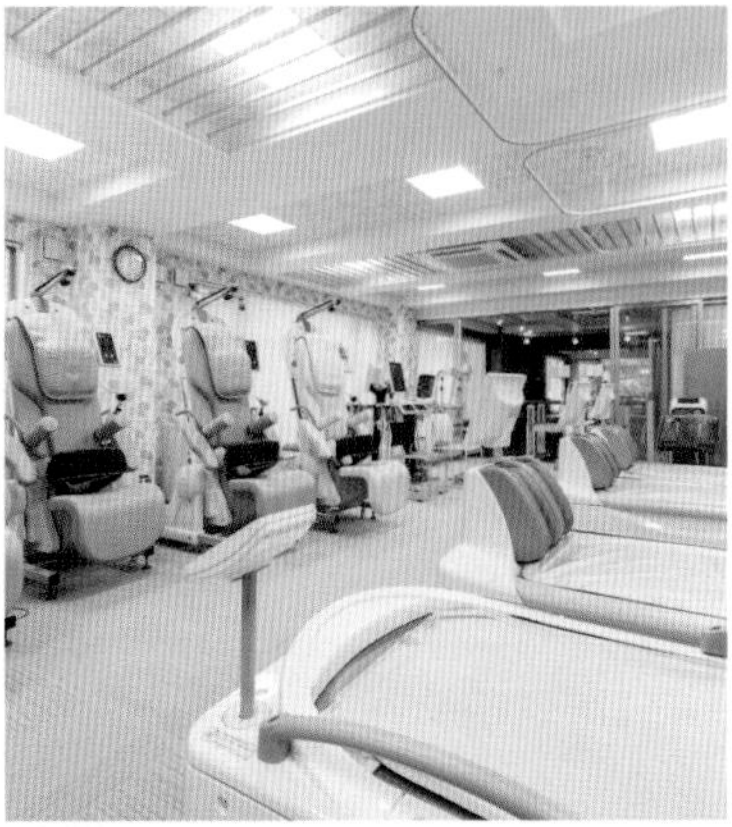

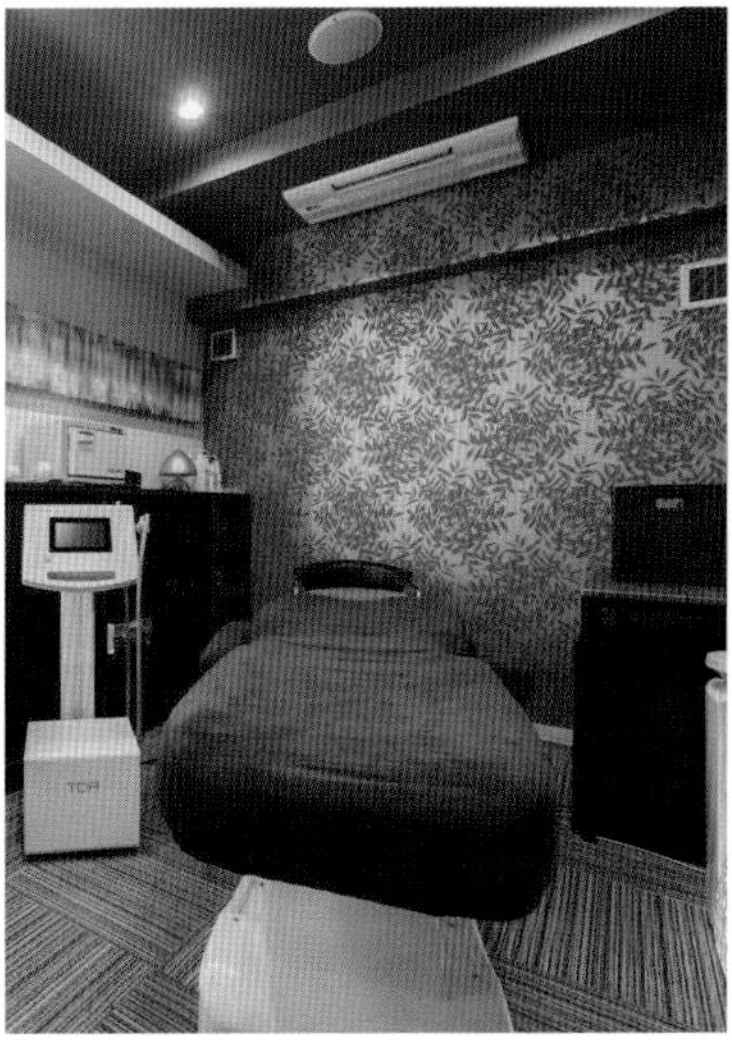

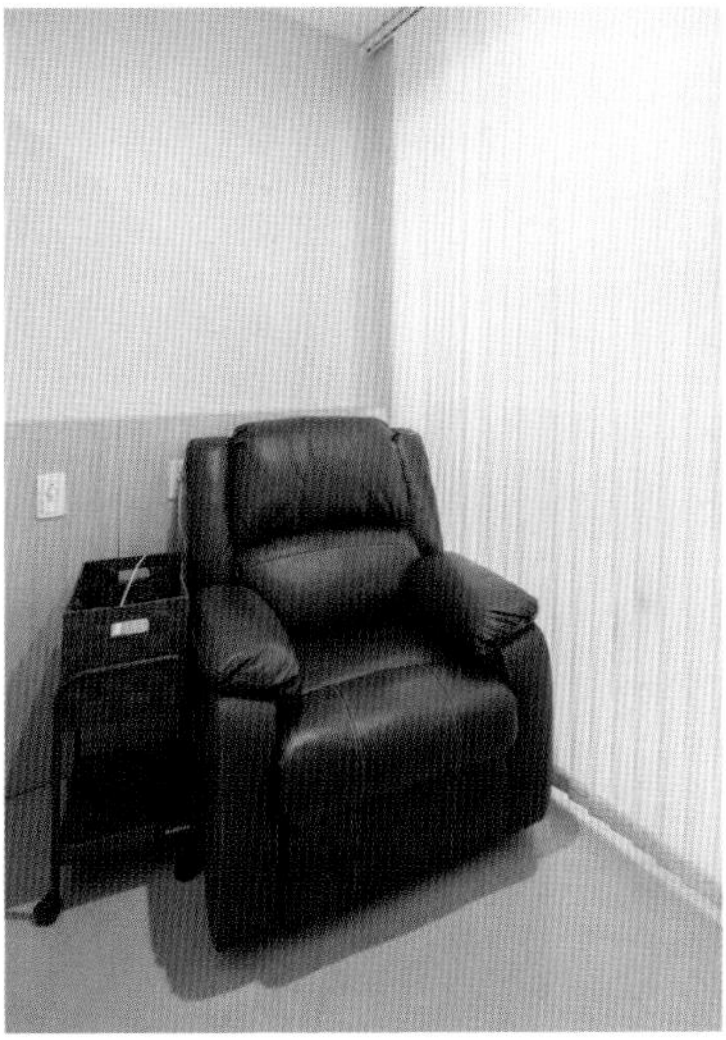

上／ S・N 棟の 2 階にあるリハビリテーションセンターと理学療法室。中／同棟の 2 階にある Medical Relaxation ルーム。下／同棟の 1 階にある点滴室には VIP ルームもある。

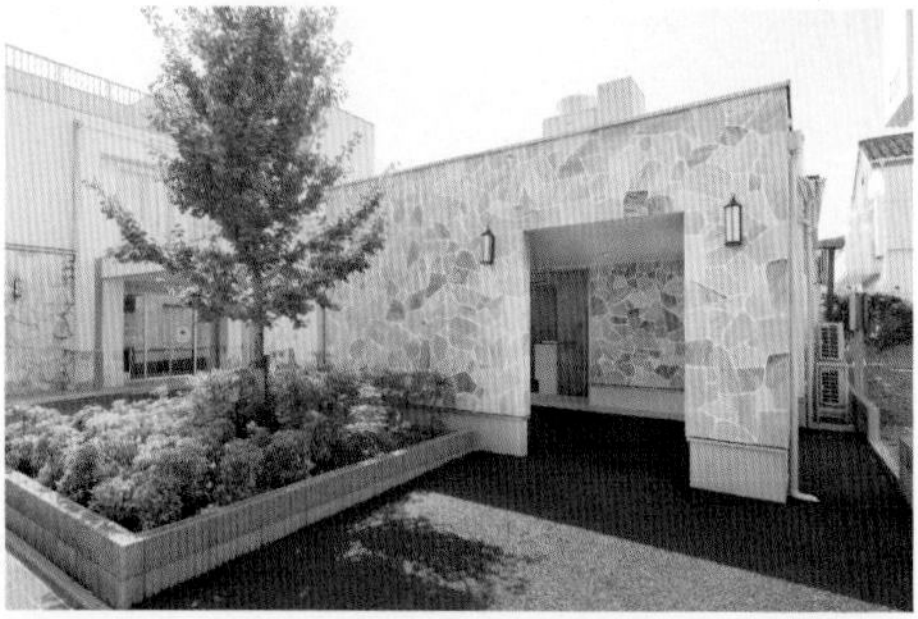

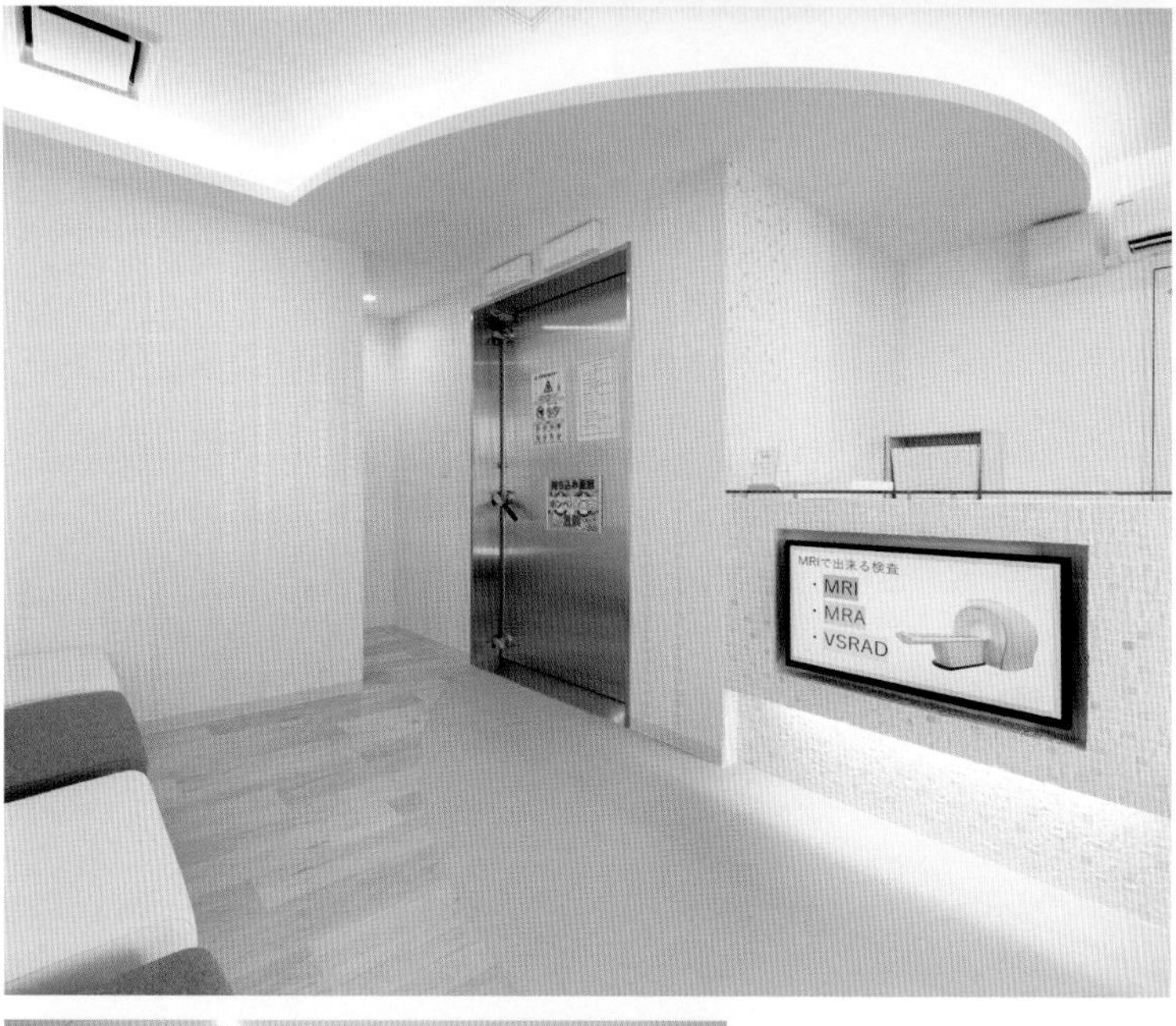

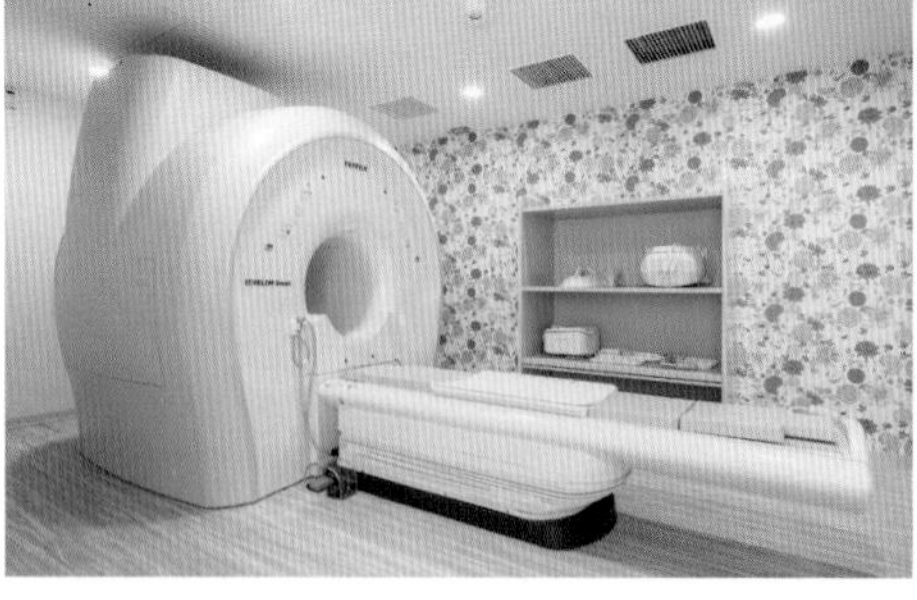

上／M棟の外観。
中／同棟の待合スペース。
下／2023年に導入したMRI装置。

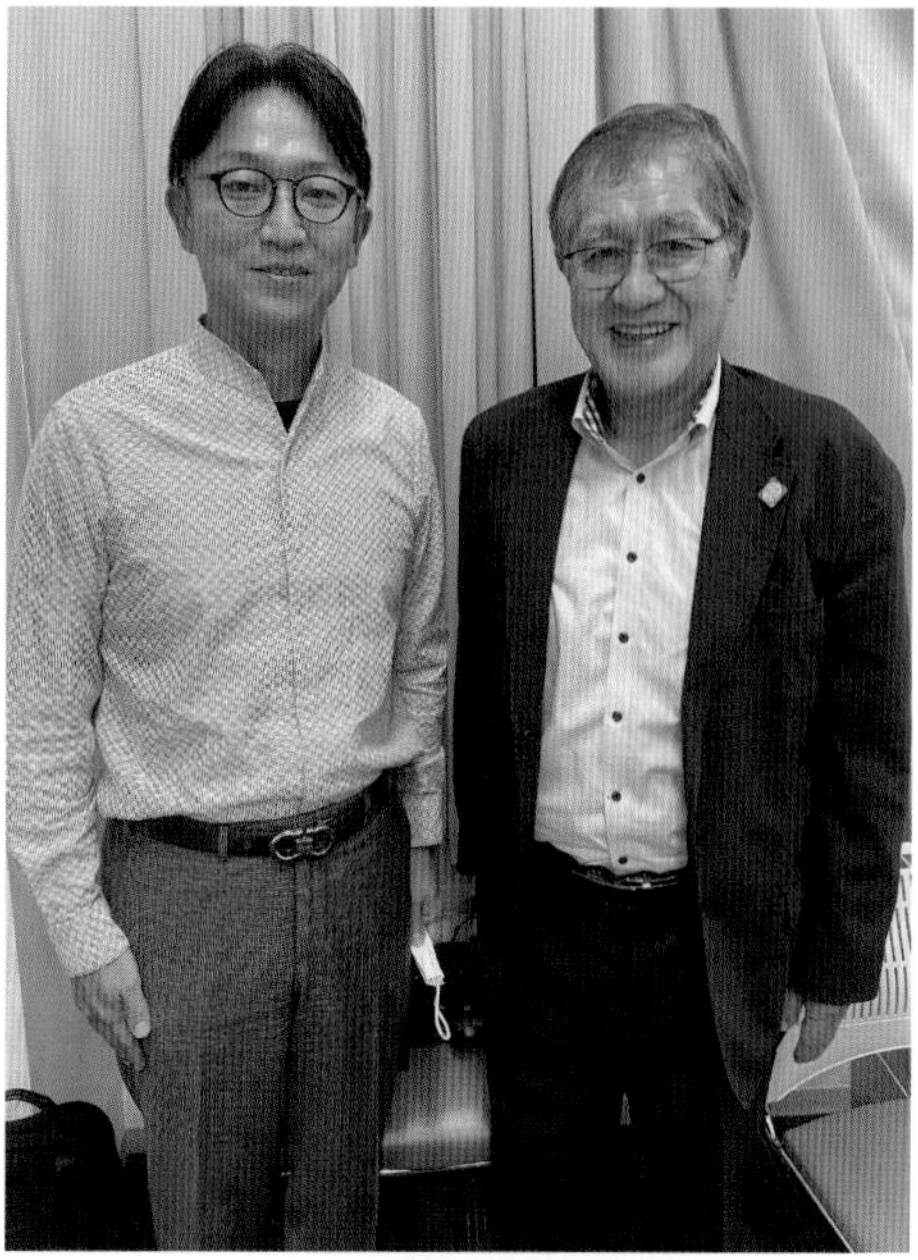

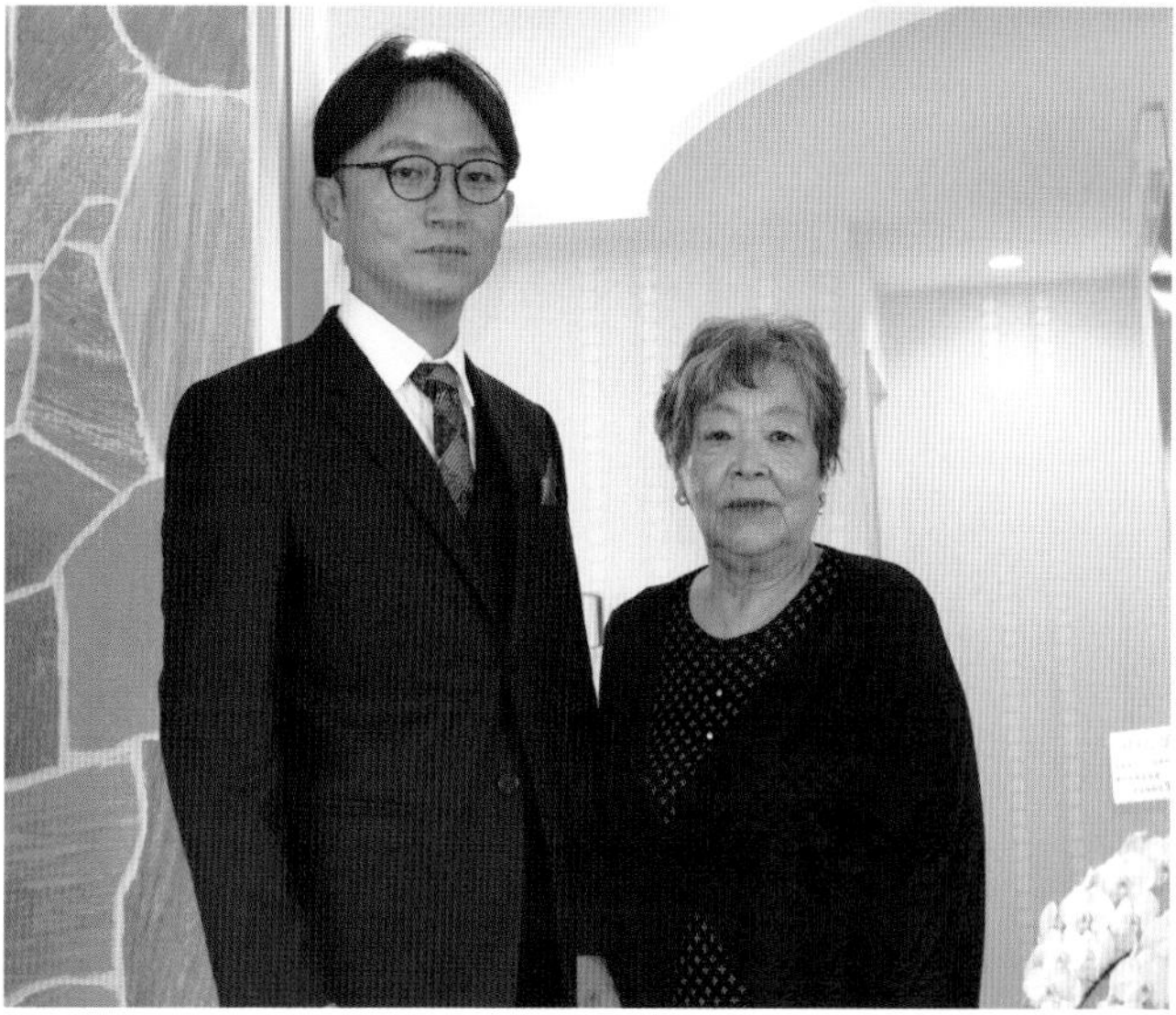

上／恩師の小山勇先生と著者。下／母・齊藤正子と著者。M 棟のオープニングの際に撮影。
（写真はともに著者提供）

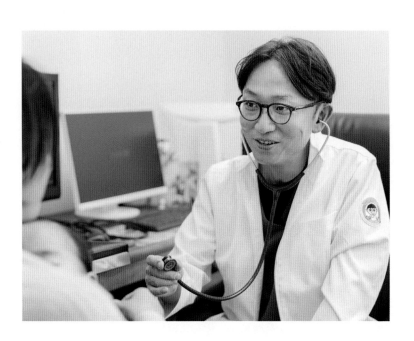

だから僕は「何でも診る」医師であり続けたい。

——齊藤直人

もくじ

第3章　僕の病気と父の死

第4章　命をかけて、開業医へ

第5章 格闘家に魅了され、リングドクターへ

第6章 コロナ禍という戦場から、未来へ！……153

はじめに

スタッフ採用の面接で、僕が必ず聞くことがある。

「例えば、あなたが『武蔵村山さいとうクリニック』の医療事務スタッフだとします。とっくに外来が終わった夜8時半頃、あなたが一人で残業をしているときに、突然ある患者さんが『子どもが40度の熱を出してしまいました。なんとか診てくれませんか？』と言って受付のところまでやって来ました。子どもはつらそうです。

クリニック内を見渡すと、医師は僕、院長の齊藤しかいません。

でも、外来でクタクタになって疲れている様子で、機嫌も悪そうです。

こんなとき、あなたならどうしますか？」


一番は、院長は疲れているから、近隣の病院に電話をして約束を取りつけ、「すぐに行けば診てもらえるようにしましたから」と案内する。

二番は、院長のところに行き、「院長、具合が悪い人がいるので、診てくれますか？」と聞き、院長の指示次第で診るか・診ないかを決める。

三番は、ここのクリニックは「何でも診る」という方針だから、有無を言わさずに「院長、患者さんです。すぐに診てください。入りますよ」と通してしまう。

あなたは、どれを選ぶだろうか？


ほとんどの方が、二番を選ぶ。

医師にしか決められないから、きちんとお伺いを立てるのだと言う。そういう考えは、一般的には間違いではない。

しかし、『武蔵村山さいとうクリニック』での正解は、三番だ。

僕は、もしスタッフが二番の対応をしてきたら、こう言って怒ってしまうかもしれない。

「どうして聞く必要があるんだ？　僕が診なくて誰が診るんだ！」

こういうときは「時間外だ」と返すのが普通らしいから、僕は「なんだ、この院長は？」とよく言われたり、思われたりしているらしい。

当院では一貫して、「何でも診る」ことを大事にしている。

だから、どんな症状でも受け入れて、時間帯も問わず、「患者さんが来てくれたら断るな。僕にいちいち聞かないで、全部受けるように」と話してある。

そのくらい徹底して「何でも診る」ように心がけているのだ。

なぜ、僕はそうするのか？

それが患者さんにとって、一番良いことだと思うから。

医師の中ではちょっと変わっている存在なのかもしれない。

でも僕は、そういう医師になるのだと固く決意してから、『武蔵村山さいとうクリニック』を開院した。開院以来、その決意は一度も揺らいだことはない。


本書は、僕が医師を志し、研修医になり、開院して現在へいたるまでをまとめたものだ。

50歳になった記念と、開院15周年を記念して、つくらせていただくことになった。

少しの間、僕の人生にお付き合いいただき、楽しんでいただければ幸いである。

第1章

僕のベースをつくった、両親の教えと挫折の経験

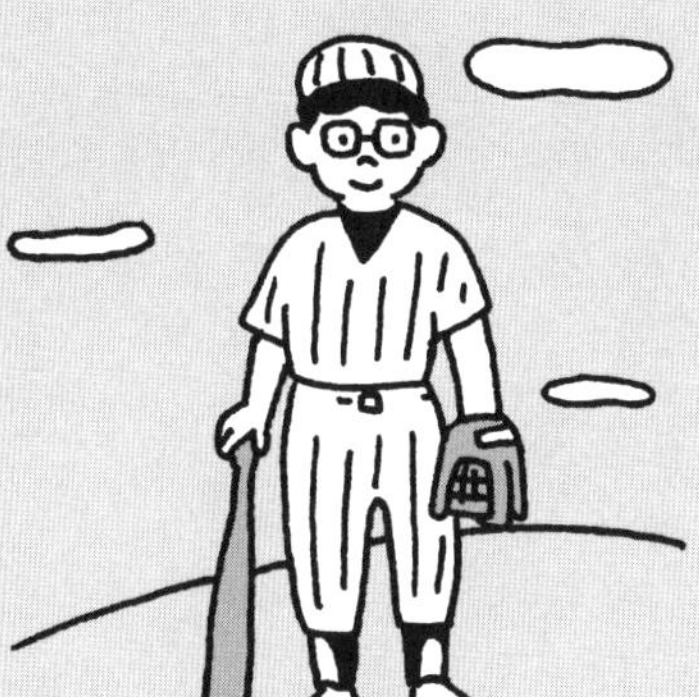

野球部で中心的な選手だった僕

僕は1972年8月18日、東京都国立市に生まれた。元SMAPの中居正広さんと同じ誕生日だ。

僕を直接知っている人は驚くかもしれないが、僕は自宅ではもの静かな子どもだった。

同居していたのは、頭の回転が速い兄。弁が立つ中学校教諭の母。寡黙な起業家の父。

そして、母方の祖父母だ。

海軍にいた祖父は、食事などの礼儀作法にとても厳しく、「ながら食べ」などは決してさせずに「けじめの教育」をする人で、弁が立つ人でもあった。一方で、祖母はいつもにこにこしていて穏やかだった。

わが家は兄、母、祖父がいつもしゃべり続けている賑やかな家庭だったのだ。

そんな中、僕はそれを黙って聞いているだけの静かな男だった。

ごく普通の一般家庭で、医療職には無縁だった。

学校など、自宅の外ではよくしゃべった。人前で話すのは大好きだったからだ。

自分で言うのも変かもしれないが、学校ではけっこう人気者で目立っていたと思う。中学校の野球部では中心的な選手でクリーンアップ（3、4、5番の打順のこと）を打って、生徒会長もしていた。勉強は好きではないけれど、学校の成績はいつも良いほうだった。

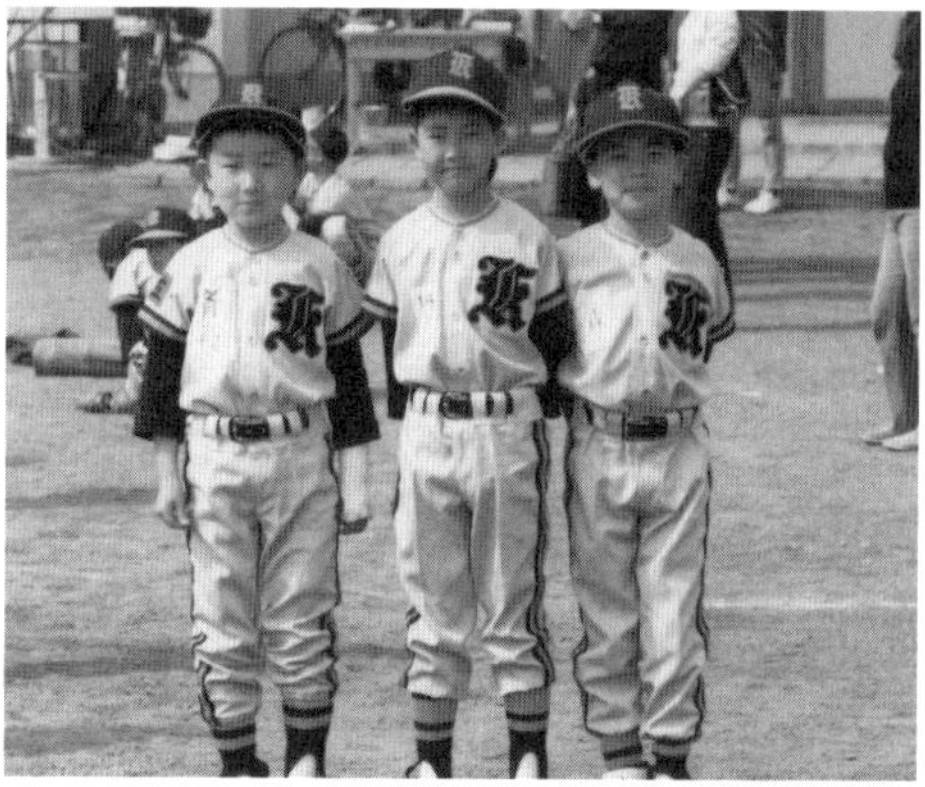

子どもの頃から野球好き。自分でプレーするのも、観るのも好きだ。写真左が著者。

そのとき野球部でクリーンアップを打っていたのが、親友の高嶋航《わたる》だ。

彼はリトルリーグのチームメイトで、仲良くなった。4番を争う仲で、東京都で準優勝したこともある。

中学生の頃は、「ビー・バップ・ハイスクール」が流行ったように校内暴力の多い時代で、タバコを吸っている奴がいっぱいいた。不良グループの番長だった高嶋は、当然のようにタバコを吸って、頭に剃り込みを入れ、靴のかかとには金具を付けて歩き、よく他校の生徒と喧嘩をしていた。今考えたら、とんでもない中学生だ。

僕が高嶋と歩いていると、不良たちが喧嘩をしに寄って来る。でも、高嶋はなぜか「直人にだけは手出すなよ」と言って、守ってくれていた。

野球部のクリーンアップが、番長と生徒会長で、親友。エネルギッシュな中学時代だったなと、今でも思う。

高嶋とは今も親しく、体調に何かあればクリニックにも来てくれている。

母からは「挑戦」を、父からは「逆転の発想」を

母・正子から教えられたのは、何事にも挑戦することだ。「挑戦しなさい」「ギリギリまで精一杯やりなさい」「やってやれないことはない」「やらずにできるはずはない」と、よく言われていた。

何事も挑戦すればできる可能性はあるし、やらずにできるはずなんかあるわけないから、自分でやれると思ったら、もう全部挑戦しなさい、と。

それらを受け取って「目一杯に生きるんだ」と思った僕は、何事にも挑戦し、野球も勉強も、すべてのことを精一杯やるようになった。何かを「やりたい」と言えば、母は絶対にやらせる人だった。

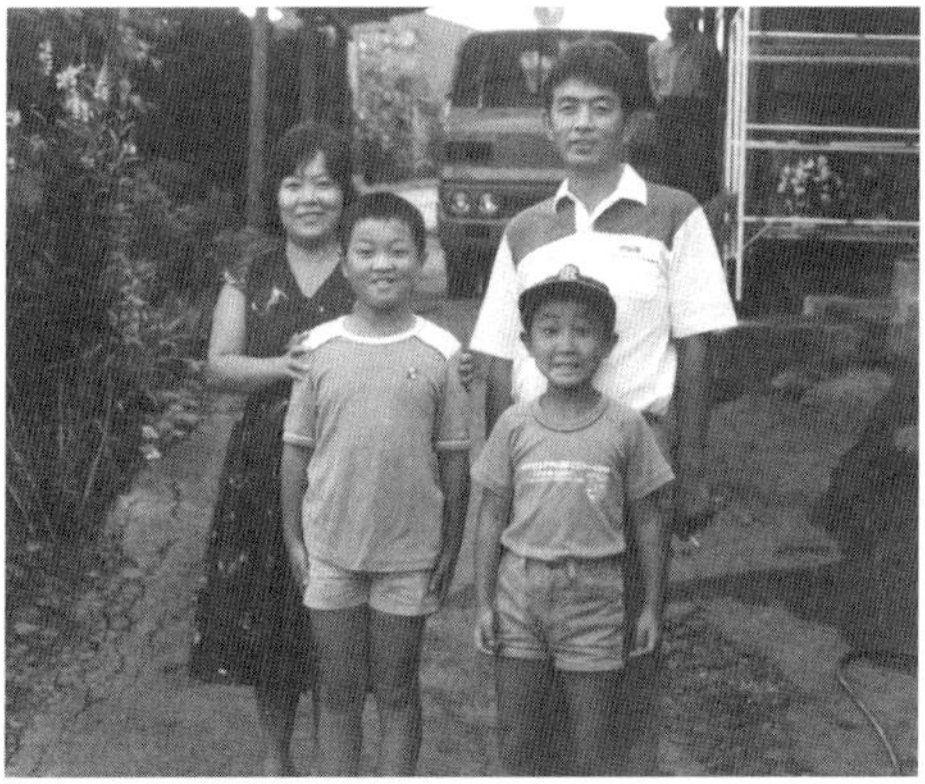

写真左から、母、兄、著者、父。いつも母と兄が話している、賑やかな家庭だった。

思えば大好きな野球からも、近しいことを教わった。当時は、空振り三振すると監督から「よくやった」と褒められ、見送り三振すると殴られたりケツバットをされたりしていた。

思いっきりバットを振ればヒットやホームランになる可能性があるが、見送れば確実にその可能性はない。バットを振れば、つまり、人生の何かに挑戦すれば可能性が生まれると野球にも教えてもらったのだ。

最初から敵前逃亡するのではなく、フルスイングすれば、挑戦すれば「もしかしたら」があるから、と。


一方で、父・茂から学んだこともある。

父は岩手県盛岡市の農家に、8人兄弟の7番目の三男として生まれ育った。

高校卒業後、片道切符を手に鈍行で上京した。三男だから故郷に戻る場所はないと思ったようで、「もう戻れない、戻らない」と覚悟して来た、と聞いている。

そんな父は、東京で人生の勝負をかけた。

何で勝負をしたか。とても父らしいエピソードがある。

一人目の子どもは祖父が命名するという習わしがある齊藤家では、長男である兄の名は、盛岡市にいた父方の祖父がつけた。

兄は、宇開《うかい》と名付けられた。

理由は、兄が生まれた前年である1969年7月にアポロ11号による人類初の月面着陸があり、みんなが宇宙を夢見た時代だったからだ。「宇宙開発」から命名されたのである。男であれば「いつか父親を超えたい」という究極の夢を持つ人は多いと思うが、僕の父も同様だった。

「みんなが上（宇宙）を見るなら、下（地下）を見よう！　下を目指せ！」

父は兄の名前を機にそう考え、なんとボーリング会社を立ち上げ、温泉採掘を始めたのだ。これが父なりの挑戦の始まりであり、人とは異なる「逆転の発想」を持つきっかけにもなったという。

僕は子どもの頃にその話を聞いて、「親父、すごいな！」と思ったものだ。

「地球の直径は約1万2700キロメートルだ。地球のセンターを通過して直径の直線で行けば、ブラジルまでの近道じゃないか！」

嘘みたいな話だが、父は本当にそう考えて事業をし、僕たち家族を食べさせていた。

そんな父に、僕は小さな頃から「逆転の発想をしなさい」と言われていた。

人と同じことを考えるのではなく、「ここぞ」というときに人と逆の発想をしろ、と。

ボーリング事業はその最たる例だろう。

おかげで僕にはいつも人とは違うこと、逆のことを考える癖がついている。

さらに、僕は一度思いついたら、その発想が簡単に揺らぐことがない。人に反対されたとしても、「意地でも成功してやろう」と思うほど、その気持ちは強いのだ。

これは今でも僕の行動指針の一つになっている。

人と同じことをやってある程度うまくいくよりも、パイオニアでいたいし、二番煎じは好きではない。人がうまくいったからと、そのまま同じように追いかけておこぼれをもらっても仕方がないと考えるタイプだ。

“一度の失敗が高校3年間に影を落とし、一念発起した”

そんな僕に、15歳のとき、人生の唯一の挫折が訪れる。

高校受験に失敗したのだ。

僕は地元にある国立《くにたち》高校や三鷹高校という都立高校への入学を希望していた。中学校の成績はオール5に近かったし、生徒会や部活動などで内申点もよく、当日の試験でよほどのことがない限り、合格は規定路線だった。それなのに……。

試験の前日に高熱が出てしまったのだ。

試験当日も体調が悪く、保健室で試験を受けることになった。場の雰囲気に飲まれてしまい、緊張と焦りで手が震えて、回答がうまく書けない。朦朧としてろくに試験ができないので早々に帰宅することになったが、帰宅すれば「アウト」だとは自分でも分かっていた。でも、あの場ではどうすることもできなかった。

結果は案の定、不合格——。

目の前が真っ暗になった。これから、いったいどうすればいいのか。それまで優等生の道を歩んでいた僕は、絶望感に打ちひしがれた。

僕に残された選択肢は、失礼ながらすべり止めとして受験した、埼玉県にある西武学園文理高校だった。開校して8年ほどしか経っていない、新しい私立高校だ。

当時としては珍しく海外に目を向けた高校で、校内放送や掲示板はすべて英語だった。英語力の養成や大学受験を重視したカリキュラムなどで注目されていたので、母は「プラスにとらえなさい」と半ば無理やり入学を勧めてきた。

僕は渋々入学したが、毎日嫌で嫌で仕方がない。自宅のある国立市から、3本の電車と1本のバスを乗り継いで約1時間半もかかるところにあったからだ。

それは、大好きな野球を続ける障壁にもなった。野球部の仮入部に行ってみたが、朝練は早朝6時半からだという。時間的に参加が難しく、入部を渋々あきらめるより他なかった。

最終的に入ったのは、陸上部だ。

理由は、野球の経験を生かすためには円盤投げやハンマー投げが適していると考えたからだ。でも、本当はそんなのやりたくない。甲子園を目指して球を追いかける高校生活を送りたかったのに。

陸上部の顧問・武井勉先生は理論家で、最先端のスポーツ科学を取り入れていたが、僕は丸坊主にして、ド根性論の世界でヘッドスライディングをしていたような野球少年だったから、そういう理屈は当時あまり好きではなかった。

武井先生は僕がそれまで受けていた指導とは対称的で、おだやかだった。決して殴るようなことはなく、僕たちの陸上を見守ってくれたのだ。

ちなみに、武井先生は今でも『武蔵村山さいとうクリニック』の人間ドックにわざわざ来てくださっている。先生の、生徒の成長を見守るスタンスはずっと変わっていない。

いつか母校に何らかの恩返しをしたいものだ。

高校時代の楽しかった思い出は、当時では珍しかった海外への修学旅行でオーストラリアへ行ったことや、夏休みに2ヶ月間、シアトルでホームステイをしたことだ。

英語を使って、トラベラーズチェックを利用しながら海外で過ごし、学んだことは、10代の僕にはとても大きく、度胸やコミュニケーション力を培った。この経験は今、患者さんと話すときに生かされているのではないかと感じている。

スポーツの新しい世界を見せていただき、とてもお世話になったけれど、当初の僕の気持ちはこうだった。

希望していた高校に通えず、毎日電車に長時間揺られ、大好きな野球もできない3年間を送るのか――。

たった一度の失敗が、その後の3年間に影を落としたのだ。

だからこそ僕は「次は失敗したくない。大学のために勉強しなきゃいけない」と、陸上部に在籍しながらも、予備校や塾には行かずに猛勉強した。

結果はすぐに現れた。学校の成績が劇的に向上したのだ。1学年につき800人ほどいたが、その中で成績が良い数十人の生徒だけを集めた特選クラスに入れられた。僕は一般入試を目指し飄々《ひょうひょう》と勉強していたが、ここで人生の転機がやってくる。

先生から呼び出され、こう言われたのだ。

「近くの埼玉医科大学の推薦入試の枠があるけど、受けない？」

「えっ？」

西武学園文理高校に指定校のような推薦枠があり、僕がそれを受けられるという。

青天の霹靂《へきれき》だった。

"「医師を目指していいんだ」とは思えなかった"

医師になりたい。

実は、子どもの頃から、そう願っていた。

出生した『内野医院（現・国立メディカルセンター）』の院長が〝赤ひげ先生〟で、風邪や眼の不調、骨折、巻き爪など、すべて診てもらっていた。

赤ひげ先生とは、山本周五郎の時代小説『赤ひげ診療譚《しんりょうたん》』が基になっている。江戸中期に貧民救済施設である小石川養生所で活躍した小川笙船《おがわしょうせん》がモデルだ。貧しい人々に寄り添い、身を粉にして働く頼もしい医師というイメージがある。

何でも診てくれるので、「すばらしいな」とその先生に憧れていたのだ。

ただし、医師になりたいとは思ったものの、子ども心に「現実的ではない」とも思っていた。ウルトラマンになりたいという子どもの夢と同じようなもので、医師は特別な世界の職業だと思っていたのだ。

政治家と医師は、そういう家系の人がなるものだと。

医師により近づくにはどうしたらいいかと考えて獣医になろうかと思ったこともあったが、「動物は長くは生きないし、なりたいならば人を診る医師を目指せ」と兄に言われた。

でも、まず経済的に現実的ではない。たとえ国立の医学部でもとてもむずかしく、東大レベルの実力がないといけないから、学問的にもむずかしいと思い、あきらめていた。

そんな僕に、医師への道がひょっこりと現れた。

しかし、埼玉医大は私立で、高額な学費が必要になる。一人では決められず、帰って母に相談した。学費はごく普通の一般家庭が簡単に用意できる金額ではないから、僕は「当然ダメだろうな」と思っていた。

すると、母がこう言ってくれたのだ。

「お金なんかいくらでも借りてでも工面するから。そんな話、二度とない。断る理由はどこにもない。受けなさい」

それまで「挑戦しなさい」と言い続けてきた母は、ここでも僕の背中を押してくれたのだった。

結果は、見事合格！

こうして僕は、自分でもびっくりするような流れで、晴れて医師の卵になったのだ。

振り返ってみると、渋々ではあったけれど、西武学園文理高校へ通っていたからこそ、埼玉医大へ進学することができた。

テレサ・テンの「時の流れに身をまかせ」や、美空ひばりの「川の流れのように」といった曲のように、流されて、逆行せずに川の流れのように進んでいったら、出るべきところにたどりついた。

こんなことがあるんだな。僕はこのとき、直感でこう思った。

「逆行せずに流れにのっていくと、成功する人生なのかもしれない」

後から、母に「実は、あなたを医者にしたかったの。おじいさんから言われていたの」と言われ、「あぁ、そうだったのか」と納得した。

母方の祖父は「うちの一家から医者一人、弁護士一人ほしい」と言っていたそうだ。理系と文系の花形の仕事だからだろうか。

自分の気持ち、祖父と母の思い、そして運とも言うべき人生の縁。それらが重なり合って、僕は医師への道を歩み始めたのだった。

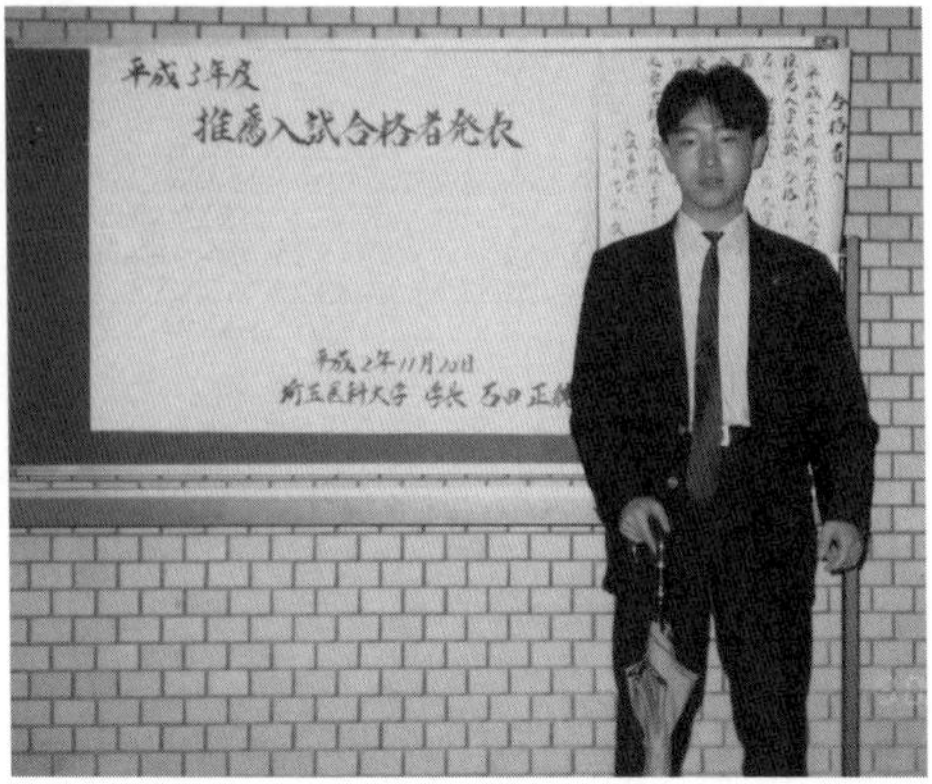

母が背中を押してくれ、埼玉医大の医学部に合格。子どもの頃から憧れていた医師になる道へ。

第2章

武者修行ならぬ、地獄の医者修行

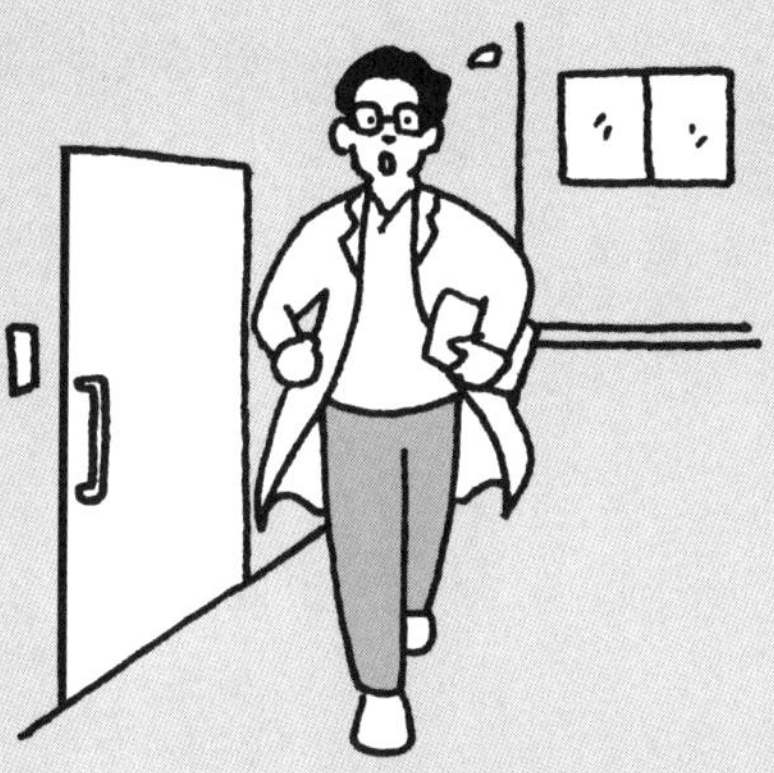

”医師過剰と言われた時代だからこそ、火がついた“

こうして埼玉医大に入学した僕。

行ったことも聞いたこともない地で、アパートを借りて家電を揃えてもらい、料理もできないのに一人暮らしが始まった。医師免許を取るための6年間の修行のスタートだ。入学式に参列した新入生は１００人のはずなのに、翌日の一年生の講義室には１２０人以上の学生がいた。つまり、20人以上もの留年生がいることになる。留年や放校という不安が付きまとう。医学部中退＝高卒扱いとなったら、実家にどのツラを下げて帰ればいいのか。

親元を離れた解放感など微塵もなく、不安と焦りしかなかった。家族が恋しかった。

でも、いざスタートしてみると、ライバルをけおとすような雰囲気で「となりの味方は明日の敵」といった高校時代を過ごしていた僕は衝撃を受ける。

生徒はお金持ちの坊っちゃん・お嬢ちゃんばかりだったのだ。おだやかな人が多く、「みんなで仲良くやろう」という、いい校風だった。

同学年は約100人いて現役で入ったのは15人。3、4浪が当たり前という世界だったので、一番年下の僕は弟的存在としてみんなにかわいがってもらい、6年を過ごした。同級生や先輩・後輩たちとは、今でも仲がいい。「直人やってよ」と頼まれ、同窓会の幹事をやっているほどだ。

現在は医師不足が叫ばれているが、当時は医師過剰と言われた時代。「医師はメシ食えないよ、廃業するぞ」と言われた時代で、開業医の後継者でもなく、戻るところがない僕は、逆に火がついた。

「命をかけて必死でやるしかない！」

学生時代の勉強量や実習量は半端なかった。

そして医師国家試験は難関だ。6年間必死に勉強してきて、卒業試験に受かった中で合格率は90％。残りの10％は落とされるのだ。

実際に、一緒に入学した同期生で医師になっていない者は何人もいて、今はそれぞれの道で頑張っている。

この国家試験に合格しなくては、単なる医学部卒業の医学士で、僕にとっては全く意味がない。だから、死ぬほど勉強した。

氷上の格闘技、アイスホッケーにも熱中した

必死で勉強するのと同時に、6年間部活動にも熱中した。それが、アイスホッケー部だ。なぜかと言うと、大学生だからできるカレッジスポーツをやってみたかったからである。選手が相手を倒したりかわしたりしていく姿はかっこいいと思ったし、プロレス好きの僕にとってはアイスホッケーの乱闘的な要素もおもしろいなと感じた。氷上の格闘技だ。

それに、女性にもモテたかった（笑）。

アイスホッケーは、リンクを滑ると壁にぶつかってしまうため、交代しながら6人で行う。リンク上は寒冷ではあるものの、選手は大量に汗をかく激しいスポーツだ。

アイススケートができることが前提になるが、僕はスケートができなかったので、仲間とその練習から始めた。

創立時からある伝統ある部だったから、その看板を守り、勝ち続けることが求められていたのだ。僕はキーパーだった。

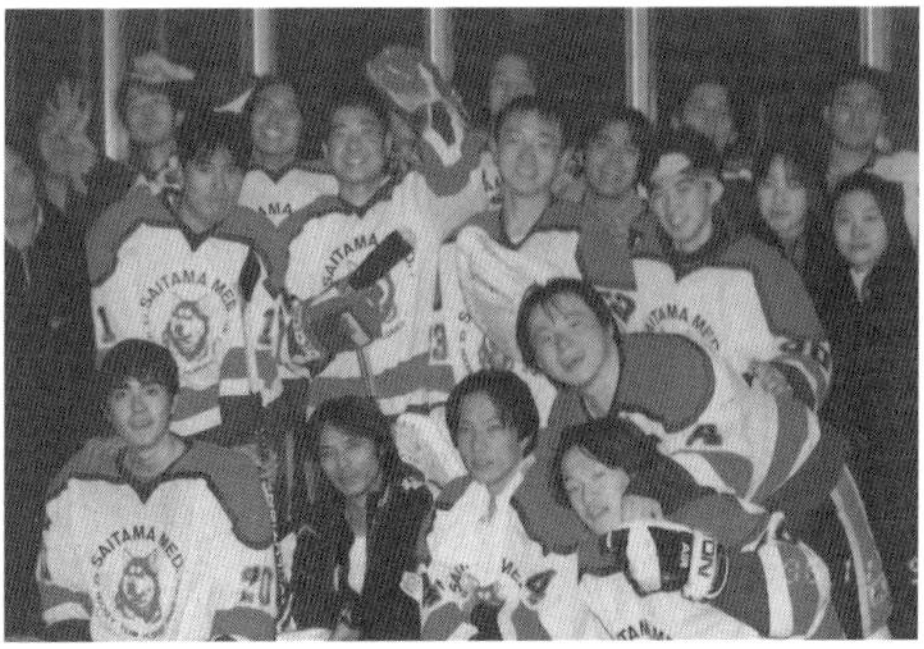

アイスホッケー部ではキーパーを務めた。深夜の練習も夏季合宿も、試合も、仲間といつも楽しく過ごした。

スケートリンクは、朝の9時から21時は一般人の滑走用に開放されていて、その後はフィギュアスケートの選手が使用し、ようやく夜24時からアイスホッケー部に開放されて使える。

だから練習開始は、いつも深夜だ。そこから朝まで練習する。

練習後はファミレスで朝食をとり、そのまま大学へ行って講義室で仮眠し、日中は勉強する。そんなハードな生活だった。僕の体力は、ここで養われたのかもしれない。

部活のメンバーはおもしろい奴ばかりで、僕は良い友達がたくさんできた。あまり勉強をせず、留年している奴が多かった。

10泊11日の夏季合宿では、中日と最終日前夜に、伝統の飲み会があった。

「一気飲みするか？　脱ぐか？」

そう言って激しく飲み、最終的には全員が酔っ払って全裸になる。

そのまま裸で語り合い、強くなるための議論で乱闘になったこともあった。

素っ裸で付き合った仲だから、頭のてっぺんから爪の先まで、心も体も性格も分かり合っていて、考えていることもだいたい分かる間柄だ。

部員が少ないので、試合となるとメンバーはほとんどリンク上に出ることになる。弱かったけれど根性と団結力は強く、乱闘すると恐れられるようなチームだった。

仲間たちとは今もつながっていて、今でもＯＢ戦に出ることもある。一緒にプレーをしていたのは25年以上も前だ。でも、どこの院長になっても、どこの部長になっても、プレーすればあの頃にタイムスリップしたようになる。関係性は全く変わらず、上は上、下は下。

勝気だけはどこにも負けず、どこよりもスポ根。

計画的な練習をしないけれど、根性論で気合いを入れた練習はよくやった。

そして、どこのチームよりも仲間と一緒にいる時間が長く、よく遊んだ。


大学を卒業し、医師になって2年目の冬。1998年に開催された長野オリンピックは、プロ選手の参加が初めて認められた大会だった。

僕はプロが初めて参戦するアイスホッケーをどうしても見たくて、準決勝のチケットをゲットし、当時出向していた病院の心臓外科の部長にバレないように極秘で、アイスホッケー会場のビックハットまで観戦に行った。胸が高まりながらも、病棟を空けた罪悪感で完全には熱狂できなかったけれど、それほど熱中していたのだ。


大学時代の他の思い出は、大学2年の夏休みに、高校時代の同級生と自転車の旅に出かけたことだ。

一般的な自転車に乗って、寝袋を積んで国立市の実家を出発し、北関東や東北を通って、野宿をしながら青森県の野辺地港まで行ったのだ。

一日の走行距離は約100キロで、約10日間の旅で合計1000キロ弱だったと思う。坂道が多いし、自転車に乗りすぎてお尻の皮はめくれるし、大変な思いをした。

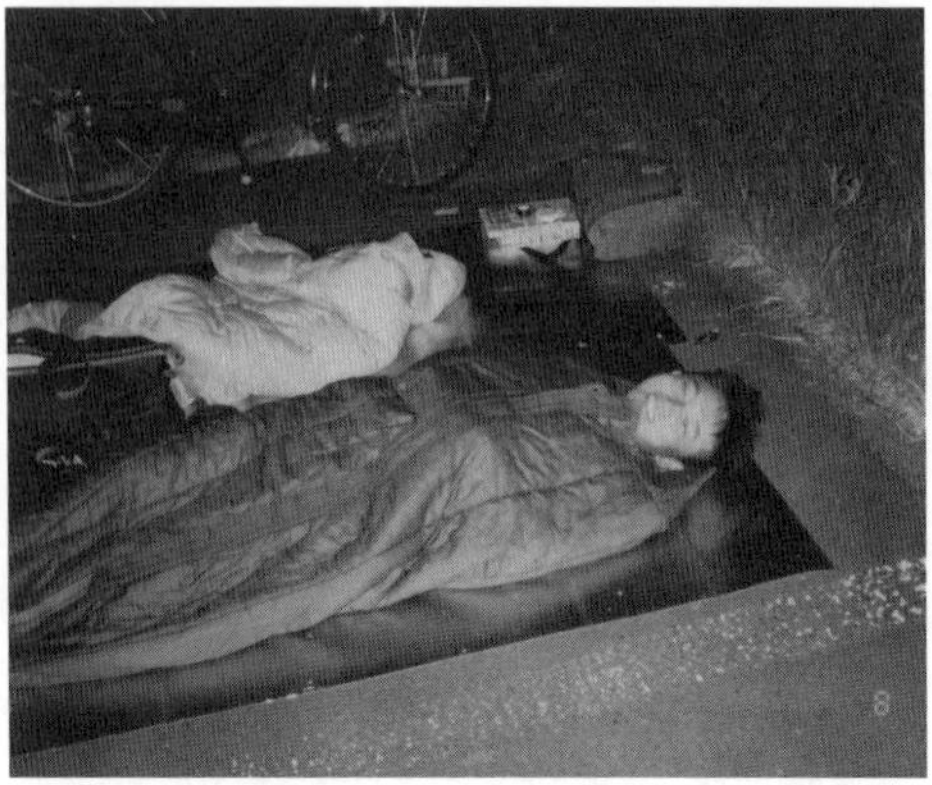

人と違うことがしたくて、２年連続で楽しんだ自転車の旅。野宿をしながら北へ、西へと自転車を走らせた。

野辺地からはフェリーで、当時兄が住んでいた北海道函館市まで行き、兄と再会することができたのだ。

翌年には、アイスホッケー部の後輩と西へ向かった。このときも約10日間かけて名古屋や京都を通り、徳島に入って、阿波踊りを見て帰ってきた。

なぜこういう旅をしたかというと、人と違うことや人が驚くようなこと、医師になったらできない今しかできないことがしたかったからだ。お金のない学生でもあったから、「自分の力で行ってみよう！」と思った。

最も厳しい医局・埼玉医大病院の第一外科へ入局

医師国家試験の直前に起きたのが、阪神淡路大震災だ。

でも僕は当時猛勉強をしていて、気づいていなかった。情報源がテレビか新聞しかなかった時代だ。自宅にはそれらがなく、インターネットもない時代だから、僕が知ったのは2、３日後だった。

「ねぇ、何かあったの？」

「知らないの⁉」

周囲からは「この大震災さえ知らずに生きていたのか」と驚かれた。急いで久しぶりにテレビを見ると、兵庫県神戸市の街並みが映し出され、衝撃的な景色が広がっていた。

同時に、医学生として何もできない自分が、悔しかった。

日に日に増える死亡者数に都市部の震災の怖さを再認識したし、都内の医師を目指す者として「こういうことが起きることがある」と身の引き締まる思いもした。当時は今以上に一つのことにストイックで、僕は寝ても覚めても、卒試合格や国試合格を自分に言い聞かせて勉強していた。

1997年3月、医師国家試験の結果発表の日。

ネットがない時代だから、直接見に行かなくてはいけない。結果発表は、母と霞ヶ関の厚生省（当時）まで直接見に行った。

貼り出されるのではなく、列に並んで、書類が綴じられたものを開いて確認する、アナログスタイルだった。

「あった！」

僕の番号を見つけた途端、母が号泣し始め、僕は驚いた。

合格した安堵感よりも、母が泣くその背中が非常に小さいと感じたからだ。

こんなにちっちゃくなっちゃったんだな。

苦労かけたな……。迷惑かけたな……。

もうこれ以上、迷惑をかけちゃいけないな……。

これからは自分で生きていかなきゃいけない。

そう心に誓い、気持ちを新たにした。これはスタートなのだ。


問題は、どこに入局するかだ。

気になった分野の一つが産婦人科だった。お産は明るい話でめでたいことだし、学ぶのがおもしろかったのだ。

でも、先輩から「百聞は一見にしかずだ。自分が経験していないことを患者さんに伝えられるか？　婦人科の患者さんの気持ちが分からないだろう」と言われ、魅力的な分野だと思いながらも、あきらめた。

次に、単純な僕は医療ドキュメンタリー番組がかっこいいなと思って、救命救急センターも気になった。

しかし、これも先輩から「救命救急センターは初期診療しかできない。心肺停止などの何かがあって受診しても、その後のケアを行うところではない。命を救ったらおしまいで、究極のいいとこどりだ」と言われた。役目としてとても重要な外来ではあるが、最初から最後まで診るわけではないという点に、「僕は違うのかな」と思った。

また、内科か外科かで悩んでいた頃、臨床実習があり、製薬会社の接待に呼ばれたことがあった。そのとき「がんは治らないけど、リンパ腫や白血病は薬で治る」と聞き、「それって医師が自分の手で治したわけではない。薬屋が治したと言えるんじゃないの？」と思ってしまった。もちろん内科だって大切な診療科だ。でも進路に悩む若い僕は、こう決めた。

「外科医は自分のメス一本で治すんだ。絶対に外科に進みたい！」

僕は、大学で最も厳しい医局として知られていた埼玉医大病院の第一外科というマンモス外科に入局することにした。

なぜそこを選んだか。新設私大を卒業したコンプレックスや、強い信念をもって修行しなければ淘汰されるという焦りがなかったわけではない。

でも、大きな理由は、第一外科が心臓血管外科、呼吸器外科、消化器一般外科、乳腺甲状腺外科、移植外科などを全部診るところだったからだ。

ここは、超音波断層像の上に血流をカラーで表示するカラードップラーを開発した故・尾本良三教授をピラミッドの頂点として、日本の医療のトップランナーが名を連ねているとんでもない集団だった。方針は「絶対に断ってはいけない」「何でも診る」「外科医は最後の砦」。そう言われていた。

僕は当時、心臓外科医になりたかった。心臓を開けて病気を治すなんて、エリート中のエリート。一番かっこいいと思ったし、もっと言えば、心臓外科のチーフになりたかったのだ。

大学院に入ると同時にいざ入局すると、東大卒の奴がいっぱいいて、研修医としての修行生活が始まった。

当時の埼玉医大病院ではレジデント制（住み込み）が導入されていた。

ジュニアレジデントから進んでいって、６、７年目にチーフレジデントになれたらステータスで、他院でいうところの外科部長と同じポジションになれる。学問を極めたければ、そこから海外に留学もできる。

ただし、レジデントは自宅に帰れないことが前提だ。

現在は変わったようだが、当時は研修医が自宅に帰らない・帰れないのは当たり前。嘘偽りなく、24時間365日を院内で過ごす壮絶な日々が始まった。


みんなが病棟に泊まり続け、朝6時半から回診。7時半から教授を含めてカンファレンス。自分とは比べものにならないほど、みんなが患者さんを思い、患者さんのために働き、患者さんのために勉強していた。先輩たちは外科の知識も技術も、追いつくわけないほどのレベルにいた。

僕は黙ってついていくのに必死だった。とにかく存在に圧倒され、背中を見るだけで納得せざるを得なかった。

とにかく忙しい。風呂に1週間ぐらい入れないことはザラだった。研修医のみんなが髪はもじゃもじゃで、髭はぼうぼう。でも、マスクを外したときに髭があると教授に怒られるため、慌てて髭を剃ったこともあった。

着ているのはオペ着と下着だけ。オペ着は洗ってもらえるが、下着は洗う時間はないので普通に使ったあとに裏返しても使い、院内の売店で数百円で売られているものを買って着替えて使う。その繰り返しだ。

それらは、月に一度ほど自宅に帰れるときにまとめて大量に持ち帰っていた。あの頃、自宅にはパンツが100枚ぐらいあったはずだ。本人は不在で、パンツだらけの自宅だった（笑）。

オペ中に「今寝ないでいつ寝るんだ」と叱られる

帰宅できないことを前提として、当時の僕たちにとって重要なのは「どうやって睡眠時間を確保するか」だった。

診察に治療にと昼夜走り回っている僕たちが、いつ眠るのか？

答えは、不謹慎ながら、「手術中」だった。

手術では、上司である医師がオペレーター、つまり術者となり、患者さんの右側に立つ。患者さんの左側に立つのが第一助手だ。前立ちとも言われる。手術に必要な視野をつくる役割を持ち、手術はこの二人で進めていく。

第二助手は、術者の右側、つまり患者さんの脚側に立ち、血液を吸うなどのサポートをする。

さらに、その対角線上に第三助手が、第一助手の右側、つまり患者さんの肩あたりに立ち、手術を行う対象外の臓器などを支えて、視野をつくる。

僕たちレジデントは、前立ちはできない。第二・三助手だけだ。言わば、腕や手で固定するだけの仕事。おそらく現在では、人ではなく機械が行っている役割だ。

数時間かかるそのオペ中に、レジデントは眠ることを慣例的に許されていた。なぜなら、そのときしか寝られないからだ。

あるとき僕が寝ないでオペに参加していたら、「齊藤、何やってんだ！　今寝ないでいつ寝るんだ」と叱られたこともあった。

「分かりました」

そう言って手術に支障のないよう手だけ固定して、オペ中にコクッコクッと眠る技術を身につけていく。

とにかく「患者に張り付きなさい。患者さんから勉強させてもらいなさい」という教育だった。「術後はおまえが診るんだ、術後管理こそ勉強だ」とも言われた。

だからＩＣＵ（集中治療室）で、人工呼吸器と繋がっている患者さんがいるのに、その周囲の硬い床で若い研修医たちが何人も寝ていることもあった。

その場で「患者さんの尿が何cc出ました」と看護師さんに起こされるのだ。排尿が止まると体内の水分量や点滴すべき量が分かる。その点滴や痛みを緩和するケアをしなければいけないので、当時はＩＣＵで患者さんの横に寝ていた。

当時はカテーテルがなかった時代で、緊急オペが多かった。

特に「ディセクション（大動脈解離の手術のこと）の患者が来る」という連絡が入ると、急いで輸血の準備をして患者さんを待ち、到着したらなんと10時間は手術する。術後管理もあり、それから3、4日は眠れない。当然、泊まり込みだ。

命が助からないと思われるようなケースでも、必死になって患者さんに向き合う。睡眠不足で頭が狂いそうなほどだった。

僕がいた医局は特に、「患者さんに対して自分が全責任をとるんだ」「自分がこの人を元気に退院させるために、最後までやるんだ」という気概を医師が持っていて、院内でポケベルによる呼び出しが当たり前というところだった。

現在は医師の働き方が見直されているが、当時はちょっとした急変であっても当たり前に医師が呼ばれていた。

持続点滴をしていると、たまに血管から点滴が漏れて少し腫れることがあるが、看護師は筋肉注射しかできず、その点滴を入れられない時代だった。だから、点滴が漏れただけで「何々さん、漏れましたよ」と主治医が呼び出しをくらう。「ゴキ部屋」と呼ばれる待機部屋で仮眠をとっていると、夜中の3時、4時であっても呼ばれるのだ。

その部屋は、二段ベッドが三つ並んでいて、シーツはほとんど替えていないし、クーラーもない。そこで医師たちの多くはタバコを吸っていたから、空気も悪かった（僕は喫煙者ではないけれど）。

ゴキブリがはっていたから「ゴキ部屋」らしいが、這い出てくる僕らがゴキブリだとも言われていたようだ。


初任給は、そのまま親に渡そうと決めていた。振り込みの明細を母に持っていって渡したが、当時の大学院生は基本給がゼロ円。当直代が１日につき３３００円で、それが「35日」で10万円強が初任給だった。

１ヶ月は30日なのに、なぜ35日かというと、日曜だけ日給がもらえるためだ。日給と当直代の両方が出るというわけである。つまりは30日間、１日も帰らずに働いていた証明でもあった。そんな生活は、入局以来5年ほど続いた。

たった20年前ではあるが、パワハラ、過重労働、エビデンスといった言葉はないに等しかったので、今思うととんでもない労働環境だったと言わざるをえない。

だが、僕には何の不満も、疑問もなかった。
洗脳のようなものだろうが、「そういうものだ」と思っていたのだ。
今考えると、スピリット教育を受けていたからだろう。
医師とはこうあるべきだ。外科医はこうでなくてはならない。
自分たちは偉くないんだ、バカなんだから体を張って診続けろ。
外科医は24時間365日、患者さんに寄り添って診続けろ。
自分たちが診なかったら、いったい誰が診るんだ⁉
自分たちは最後の砦。すべて診るのだ！
そう教わったからこそ、素直に受け止められたのだと思う。
今は消えてしまったが、すばらしい教育を受けたと思っている。

当時の第一外科は、故・尾本教授の方針により、着衣は全身真っ白のものしか着用が認められていなかった。
身につけるのは、ケーシー（ハイネックでファスナー開き、丈が短めの白衣）に白ズボン。白い靴下に、白いスニーカーだ。

血液が付着したり、汚物が飛散したりしたときすぐ分かる必要があるから、白衣。急変時にすぐ走って駆けつけられるよう、スニーカー。医療人は清潔でなくてはならないから、髭や茶髪は禁止。

清潔感を持った外科医がよしとされていた。考え方によっては、個性を潰された兵隊や坊主頭の高校球児のようにも見えるが、この教えは最高で最良だったと今でも確信している。

しかし、そんな僕も開業して院長になり、故・尾本教授に教えられたスタイルを今は少し崩している。

白衣は、スクラブ（Vネックで半袖のもの）に変えた。オペ着だと思えば、色がついていても許してくれるだろうと判断してのことだ。

靴は今でも真っ白なスニーカーを履いているし、靴下も真っ白。白髪染めはしているが、髪は黒だ。

髭は、夏季休暇と正月休暇のときにだけ伸ばし、後は剃っている。

一つ変えるごとに「教授に怒られないだろうか」と自問自答しながら、変化させていったのが僕の今のスタイルだ。

”朝から晩まで病棟に張り付き、患者に張り付いた“

初めての手術は、レジデントの開始からわずか3ヶ月後だった。

虫垂炎の手術で、「モートルアッペ」と呼ばれていた。

モートルとは外科の古い習慣で、研修医が初めての手術を経験したときに指導医や同僚にお礼の意味をこめて一席設けるものだ。アッペとは虫垂炎のことである。

ただでさえお金はないのだが、僕もみんなに寿司をご馳走した。

さらに、研修医は勉強もしなくてはいけない。死ぬほど勉強して、論文を書き、発表する。本当に頑張った。

それでも、僕は英語が得意ではなかったし、「とてもついていけない」とくじけそうになることもあった。みんながそれぞれ頑張っていて、無言の出世争いもあったからだ。バチバチしている感じではなく、仲はいいのだが、それぞれがさりげなく猛勉強をしている。

患者を取り合う雰囲気はあった。自分が外科医として一人前になるために、いかに同級生よりも早く手術をして、どれだけの症例をこなすかを争っていたから、こっちも必死で、家になんか帰ったら置いてけぼりにされてしまう。

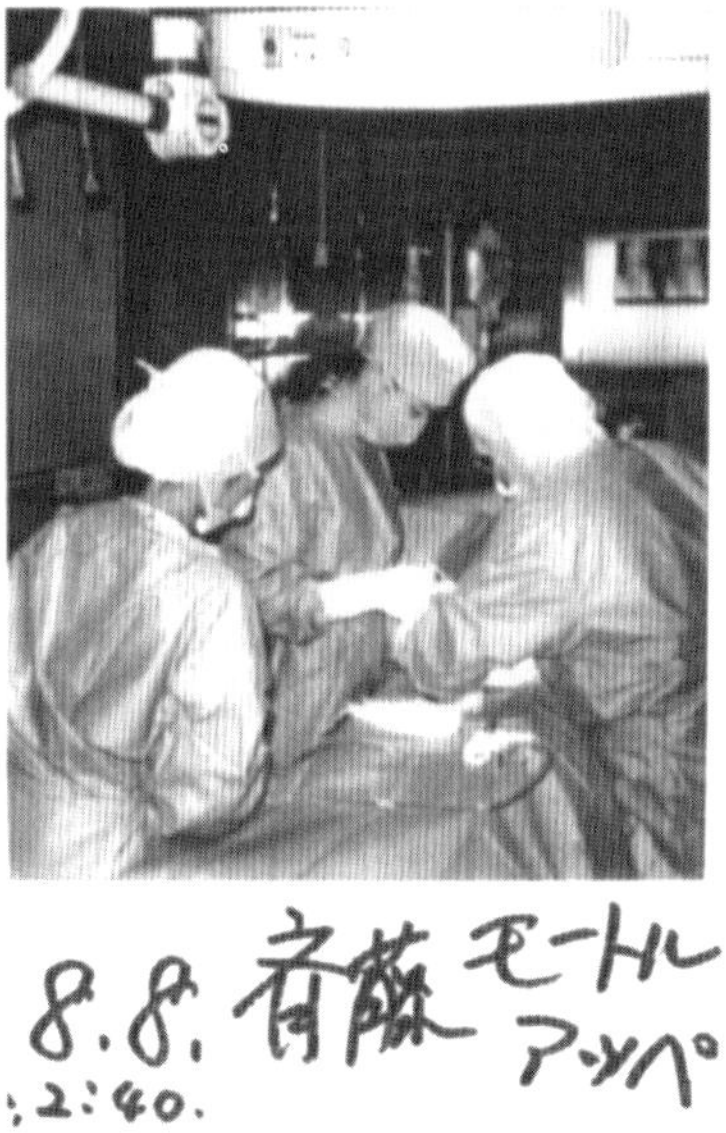

レジデントの開始から３ヶ月後、初手術を経験。虫垂炎の手術だった。ちなみに急性虫垂炎は盲腸と呼ばれる。

論文を書かないと置いていかれるし、「どこどこの病院に行け」と左遷されてしまうこともある。だから、朝から晩まで病棟に張り付き、患者に張り付き、勉強させてもらう。救急室に行き、手術の患者を自分で得る。

12時間を超える手術も、何

度も経験させてもらった。

そんな毎日に、知らない間にすさまじいプレッシャーを受けていたのだろう。口の中はいつもヘルペスだらけ。ストレスで円形脱毛がどんどんできる。持病の斜視も進んでいく――。本当に緊張感のある生活を送っていた。結局、両目とも斜視の手術を受けた。


そうやって必死に過ごしていたが、忘れられないことがあった。

入院のときから診ていた膵臓がんの患者・Eさんが、手術を受け、無事に退院した。退院して最初の外来の日にEさんを見かけた僕は、「Eさん、お元気ですか？」と声をかけた。

すると、Eさんはこう言ったのだ。

「ああ、あの若い先生。どうもありがとうございます、当時は」

え？　若い先生？

実際に当時の僕は24か25歳だから、間違いではない。

でも僕は患者さんにとって、上司の先生の下で働く「若い先生」の一人なのか。

齊藤直人、ではないのだ。

僕はこれだけ必死になってやっても、「若い先生」だったのか。

患者さんが元気になったのだから、それはよかったが、少し残念だったのも事実だ。

患者さんが命を預けてくれ、「齊藤先生」と呼ばれるまで、頑張ろう――。

このときのやりとりが忘れられず、僕はそう誓った。

だからこそ、今、自分を目当てにして来てくれる患者さんに対して、一生懸命やらせてもらいたいという気持ちがある。

今、「『武蔵村山さいとうクリニック』を選んで来てくださったのだから、僕が初診を全部絶対診るんだ」と言ってやっているのは、このときの一件が理由だ。

第3章

僕の病気と父の死

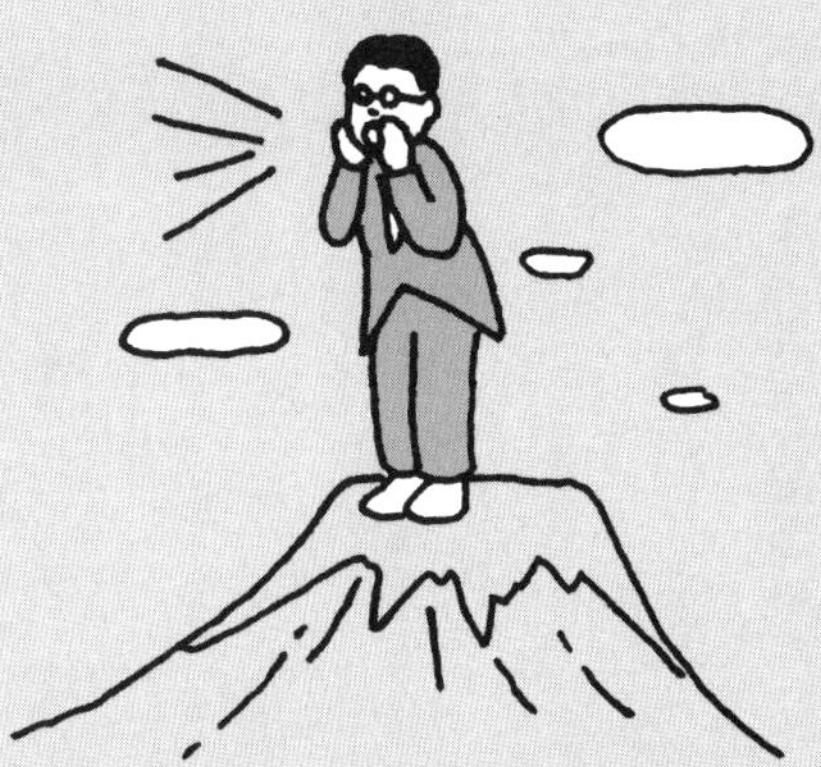

”僕がまさかの、甲状腺乳頭がんに？“

2001年、僕は出向先のある病院で、医師二人で年間450件もの心臓カテーテル治療を行っていた。

連続でX線画像を撮る治療で、10秒くらいつけっぱなしのため、被曝をする。今のように遮蔽板がない時代だから、自分で防御しなければ白内障や無精子症などになりやすくなる。若かった僕は「精巣だけ隠せばいいや。ちょっとなら大丈夫だよな」と、放射線量をカットするプロテクターを股にだけ当てて、眼や首などは一切カバーせずに打っていた。年間で450件というのは、かなり多いほうだ。勤務を続けるうち、だんだん全身がだるくなってきて、視力が悪くなってメガネをかけるようになった。あるとき「おかしいな」と思い、首を触ったらリンパが腫れてしこりになっていた。

すぐに埼玉医大の消化器一般外科のトップだった名医・小山勇教授（現在は『埼玉医科

大学国際医療センター』名誉病院長、特任教授）に触ってもらい、エコーによる検査、細胞診を受けた。

すると、最悪の結果に衝撃を受ける。

僕は、甲状腺乳頭がんになっていたのだった。

「え、どうして、僕が⁉」

当時は27歳。医師にさせてもらい、必死になって泊まり続けて頑張っている最中だ。まだ独身で、妻も子どももいない。僕に、未来はないのか……。

さんざん同じ病気の症例も見ているからこそ、その後の見立てができてしまう。

また、後悔もした。嫁さんをもらいたいし、子どもも欲しいし、医師としても大成したい（当時はそう考えていた）。親に恩返しがしたい。なぜ今までそういうことをしてこなかったのか、と。

人生の中でも、がんになったときの落ち込みようは普通ではない。

落ち込んで、落ち込んで、どん底を味わった。

”僕はがんに「なることができた」“

2001年5月23日。

小山先生が執刀し、甲状腺亜全摘術により、がんを取ってくれた。

僕の命は、つながったのだ。トップが自ら切ってくれたことは大きな救いになったし、先生には感謝してもしきれない。

外科医は最後の砦だと教えてくれていた小山先生が、自分が死ぬと思ったときに本当に助けてくれたのだ。

外科医はすごいと思ったし、最後の砦だという考えが身をもって分かった。

ここで僕は、逆転の発想をする。

僕は心臓外科医を目指しているけど、今回がんに「ならされた」。がんに「なることができた」のだ。

僕はこれから、がん患者の気持ちが分かるのではないか。自分が経験していれば説得力があるだろう。小山先生たちがいて心強かったとはいえ、手術室に向かったあの日の不安は、これからも生涯忘れられない。

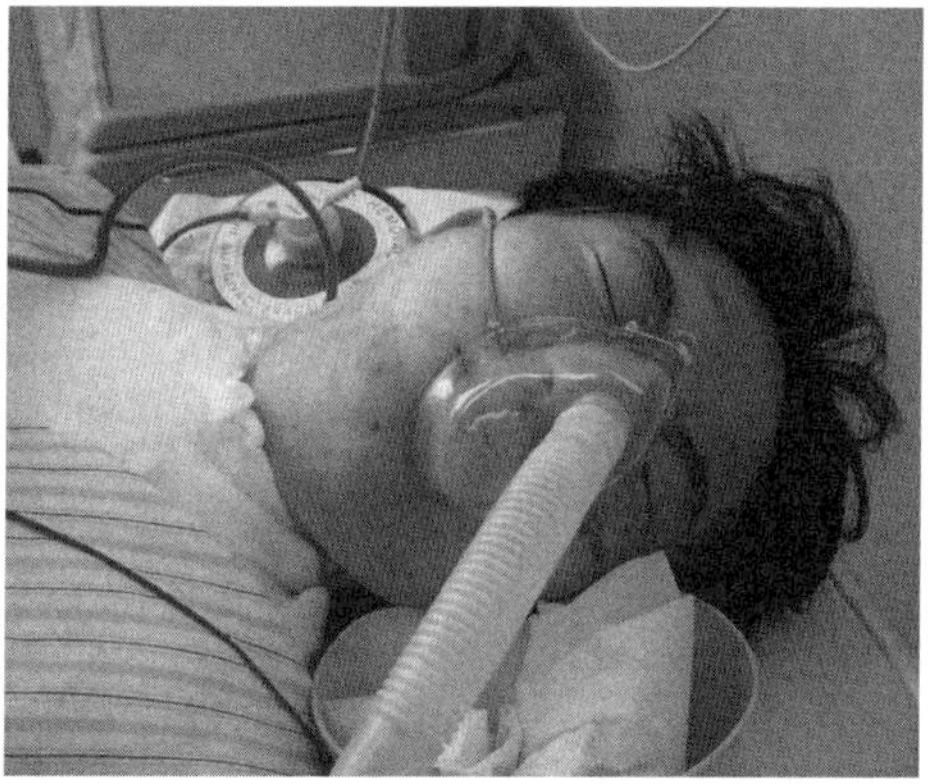

手術直後の写真。がんだと知ったときには深く落ち込み、手術室に向かったときも、なお不安だった。

がん患者の気持ちを忘れず、病ある人に心で接していきたい。

そうだ、腫瘍外科医になるべきではないか。

僕は、医師として方向転換を決断する。

４年目から消化器一般外科と腫瘍外科に移り、チーフレジデントになった。

また、総胆管の直接閉鎖術の研究を行い、論文をたくさん執筆し、海外発表をして医学博士の学位をとれた。医学部の大学院は４年間在籍し、博士論文を書くことで修士を飛ばして博士の学位が授与される。

指導教官である小山先生はもちろんだが、直属の指導として篠塚望先生にもお世話になった。篠塚先生は、現在は埼玉医大病院の院長になっている。

僕は今後は腫瘍外科の中でも肝臓外科を究めていこうとしていた。

そして、悔いのないよう、やりたいことをやるようにもなった。

最期に「やりきったんだから」と思えるような人生を歩まないといけない。今日やろうと思ったことは、すぐに動くようになった。人はいつ死ぬか分からないから、120％で生きようと。

あの日から20年以上が経ち、おかげさまで健康状態は良好だ。現在も甲状腺ホルモンを補うチラーヂンSを毎日飲みながら、今でも毎年5月23日の「手術記念日」に検査をし、がんの再発や転移のチェックをしっかりと行っている。

健康であるか否かを確かめる「健診」は、特定の病気を早期に発見することを目的とした「検診」と違って、健康を買うようなものだ。すべての病気の、治療の初動を早める。

誰もが病気の可能性を常に持ちながら生きている。そんな中で見つかったときに手遅れで後悔しないように、これからも早めに検査しようと思う。

”家族で号泣した、富士山頂での結婚式“

同じ年、富士山頂にある浅間大社の奥宮で結婚式を挙げた。これは、誇りにしている思い出だ。

なぜ富士山頂だったかというと、甲状腺がんになったとき、父が「五体満足じゃない奴は、娘さんをもらう権利なんかない」と言って、妻との結婚が一度破談になったからだ。

それが、悔しくて悔しくて、仕方がなかった。

手術が成功して生きられると分かったとき、改めて結婚したい意思を両家の親に伝え、了承してもらったが、僕の気持ちがおさまらなかったのだ。

僕は世の中に対する反骨精神で「自分にしかできないことをやってやろう！」と思った。

どうしたらいいかなと考えた。そこで思いついたのは、世の中の一番高いところから

「馬鹿野郎！」と言ってやることだった。

妻となるパートナーに「結婚するんだったら、富士山頂でしかやらないから」と話したら、「嫌だ、冗談じゃない」と初めて言われた。女性の立場であれば当然だろう。けれど僕は、「それじゃないと結婚しない。富士山か有刺鉄線マッチのリングじゃなきゃやらない！」と返した。


それで、街中にあり、多くの登山家が立ち寄ることで知られる富士山本宮浅間《ほんぐうせんげん》大社に頼みに行った。神主さんに「そんな人、今までほとんどいません」と言われたが、「なんとかやりたいんです」と話した。

「じゃあ開けます。でも、突風などで、今までそんなに成功した人はいませんよ」と言われたが、「それでもいいです」と頼み込んだ。

結婚式の日は、手術を受けた日から3ヶ月と経たない8月10日に決まった。

僕と妻、両家の両親や兄弟で、合計15人ぐらいだっただろうか。

リュックサックにスーツだけ入れて、結婚式の前日からみんなで登ることにした。着物などを持っていくのはむずかしいから、できる限りの正装を用意した。

両親は60歳前後になっているのに登らされることになったので、家族から「いい加減にしろ」とは言われたけれど、僕の決意は揺るがなかった。

みんなで8合目ぐらいまで登り、山小屋に泊まって、また朝5時頃から山頂を目指して登り始める。

必死で、前だけを見て、一歩一歩登っていく。その先で、ついに登頂することができた。

「ついに、やったぞ！」

登りきった瞬間、みんなで抱擁してしまった。

「きつかったけど、初めて登れた」と母は号泣していた。女性陣や義理の両親も泣いていた。きっとみんなが「大変だったけれど、来て良かった」と思ってくれたのではないだろうか。

”山頂での叫びは、僕が生きている証“

しかし、僕たちの本番はここからだ。僕たちを珍しがったニュース番組の報道チームが取材を申し込んできたが、「美談にしたくないから」と断った。

着替えのために浅間大社奥宮に入る。当然ながら巫女《みこ》の舞などはないが、予定していた通り、神主さんに結婚式を執り行ってもらった。

「やった……。本当に結婚式を行うことができた！」

僕は天から見下されてがんにされたけれど、手術をしてから3ヶ月未満でこうして日本一の山に登ることができた。

「僕はこうやって元気に生きているんだ！」という思いが込み上げてくる。

頂上で叫びまくった。

「馬鹿野郎！　やってやったぞ‼」

僕のようにハードな結婚式をした人は、なかなかいないと思う。

神主さんがあとで教えてくれた。

「吹雪もなく、風もなく、しっかり挙式ができましたね。何年もやっていますけど、こんなことは初めてです」

天が微笑んでくれたかのような瞬間だった。これが一瞬のご褒美のような、ありがたい時間になったのだ。

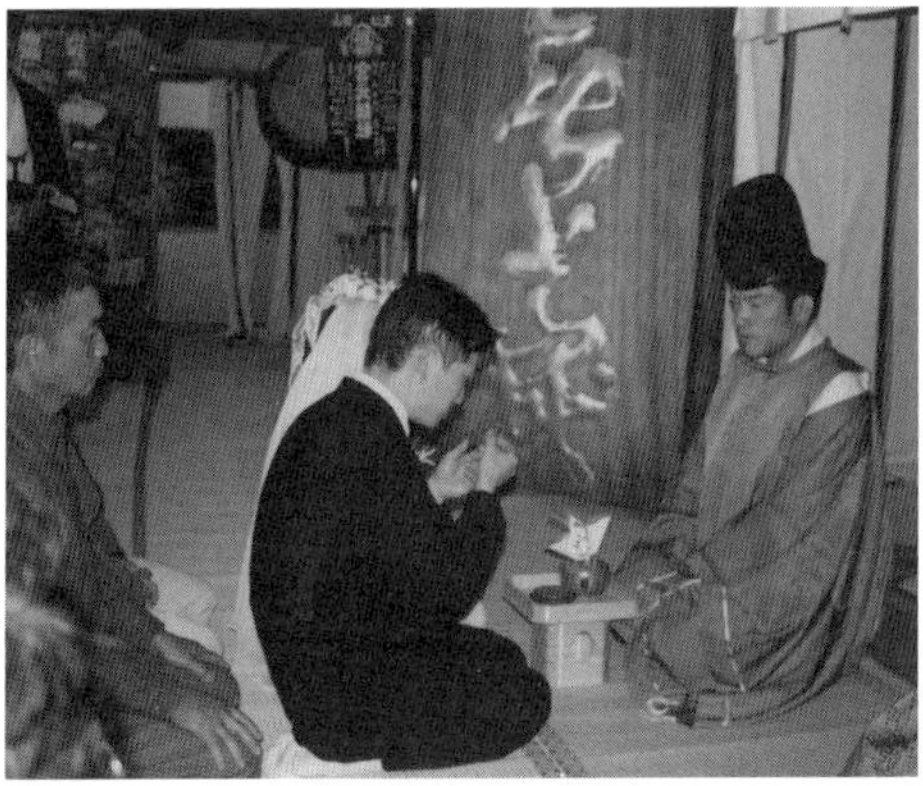
富士山頂での結婚式。手術を経て、登頂も挙式もすることができた。著者（写真中央）の後ろに父が座る。

その2ヶ月後、都内で披露宴を開いた。

披露宴での父親の挨拶は、「本日は来ていただいてありがとうございます」などと話すのが一般的だが、わが父の場合は違っていた。

「こいつはバカでしょうがない。俺の息子だから、もうバカです。どうしようもない人間なんで、こいつにはチャンスを与えないでください。甘い汁を吸わせたら調子に乗りますから。絶対に甘いことはさせないでください。もう、試練、試練を与えて、こいつには厳しくやってください。厳しくやって、厳しくやって、そこから這い上がるのが齊藤家ですから。よろしくお願いします！」

披露宴で思いっきり、そんな挨拶。参列者は驚いたことだろう。

でも僕は、このような父の〝激励〟をおもしろいなと思った。

父の肝細胞がん、肺転移が判明する

富士山に登ったとき、父の体が弱っていることが気になっていた。

父は山が大好きで、よく「山男の歌」を歌っていたような男だ。

毎年、正月の初日の出は必ずどこかの山に父と僕と兄の三人で登り、頂上で迎えるのが恒例だった。小学1年生から高校2年生まで、年越しは雪山の上だった。

テントの中で寝袋に包まり、電波の悪いラジオから流れる「ＮＨＫ紅白歌合戦」を聞いて、大晦日を感じていた。

父は仕事で山奥に行っていることが多く、普段は月に一度程度しか自宅に帰ってこない。山に誘われると必ず行っていたのは、なかなか会えない父との時間を過ごしたかったからだった。

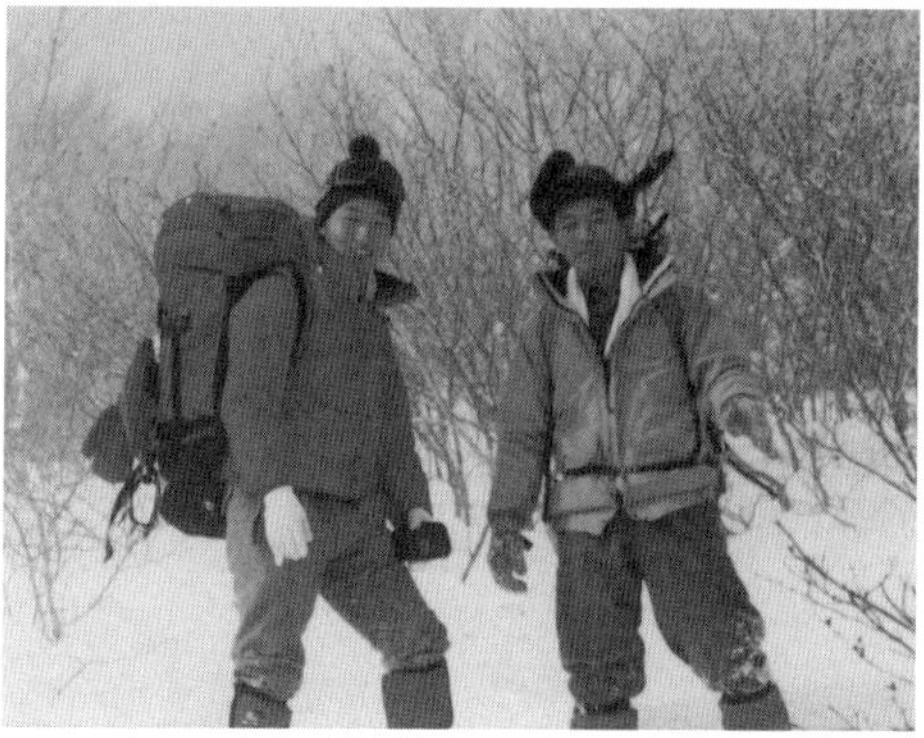

登山をしている著者（写真左）と父。山へきのこなどを採りに行くこともあった。

父らしいエピソードとして、次のような思い出もある。

父とは登山の他に、大きなカゴを背負って山へきのこ採りにも出掛けていた。

ある日、カゴにきのこをいっぱい入れて持ち帰ると、母は喜び、僕たち家族や従業員にきのこ汁を振る舞ってくれた。

父や兄、従兄弟、僕は「おいしい、おいし

い」と、おかわりもして食べた。

ただ、たまに苦いきのこも混ざっていて、兄と「ん？　何か苦いね」と話したが、こんなものかと気にせずに食べまくった。

すると、10分もしないうちに従兄弟がめまいと吐き気を訴え、トイレに駆け込み、嘔吐した。

程なくして僕も世界がぐるぐるとまわり始め、そこから何時間も吐き気に襲われた。兄も同様で、翌日に試験を控えていたのに明け方まで嘔吐に悩まされた。

おそらく、毒きのこが混ざっていたのだ。

一方父は、苦いきのこの話題にも「大丈夫」と取り合わず、みんなが影響を受けていたにもかかわらず、トイレに駆け込むことも一切なく、「（隣室で）横になる」とだけ話した。

必死で耐えていたのか、真相は分からない。でも、自分も吐いてしまったら毒きのこだと認めることになるから、父は一度も吐かずに過ごしたのだ。

今振り返ると、祖父母や年配の従業員たちはなぜか食べていなかった……。

父は現代ではほとんど見かけなくなった「ザ・昭和の男」で、「武士（男）に二言はない」とよく言っていたし、言ったことはやり遂げる人だった。

そんな父が、富士山の山道で珍しく「きつい、きつい」とこぼしていたのだ。

その登山の頃から父は病魔に侵されていたのかもしれない。

父は「医者と警察官が廃業する世の中が一番平和だ」が口癖で、究極の医者嫌い。「おまえら医者に診てもらうことはないよ」と言っていたほどだった。

２００４年12月24日、そんな父から連絡がきて「腹が張って仕方ないから、これから診てくれ」と言う。嫌な予感がした。

12月27日。医師免許を取得してから初めて、僕は父の体を診た。

診断結果は、肝細胞がん。しかもそれが肺に転移し、腹水がたまり、がん性腹膜炎になっている状態だった。

医師であれば誰がどう診ても、治るのはむずかしいという最終的なステージでもあった。

父は母子感染によるＢ型肝炎のキャリアだったから、なるべくしてなった病気であり、本来はきちんと定期的に検査を受けなければいけなかったのだ。

何とかしたい、何とかできないのか。親父を死なせたくはない……！

治療のガイドラインには載っていないが、僕は自分の肝臓を移植したらいいのではないかと考えるまで追い詰められていた。

肝臓がん治療で知られる「幕内基準」をつくった、東京大学肝胆膵外科の教授・幕内雅敏先生のアポをとって外来に駆けつけた。

「先生、僕の肝臓を（父に）移植してください！」

「小山くんから聞いていたよ。でもね齊藤くん、それは無理だよ」

頼んでみたが、移植はできないという。

「なんとかしてあげたいけどむずかしいです。適応になりません」

別の医師からは「（動脈に直接抗がん剤を流してがんを縮小・消失させる）動注化学療法で命をつなぐしかない」と冷たくあしらわれた。

さらに他の医師からは「（積極的な治療はせずに痛みなどを和らげる）緩和医療しかない」と言われてしまった。

医師としてあらゆる可能性を探ってみたものの、絶望的な状況だった。

”患者を助けるのもどん底に落とすのも、医師の言葉“

僕の心境を察してくれたのだろう。恩師の小山先生が、こう言ってくれた。

「これは１００％悪性リンパ腫だから、化学療法が効く。落ち込むことないよ、大丈夫」

「本当ですか、先生？」

今考えると、患者に対するいい加減な「大丈夫だ」ではなく、励ましてくださったのだと思う。

悪性リンパ腫は、白血球のうちリンパ球ががん化する病気。そして、薬で完治できる病気だ。肝臓の悪性リンパ腫なんて実際にはほぼないのだ。小山先生はそれを熟知していただろうし、大学教授が画像を見て見落とすわけはないし、厳しい状況だとは分かっていただろう。

それでも、それを言う小山先生はすごいな……と、僕は後に感銘を受けることになる。

医師として、言葉はとても大事だ。特に、患者に向けられるものは。

患者や家族を助けるのも、どん底に落とすのも、医師の言葉なのだから。

僕自身、光明が見えて「助かるかもしれない」と嬉しい気持ちになった。

数年後、小山先生に「あのときおっしゃっていたことは本当だったんですか」と聞いたら、ごまかしていたけれど、あれは先生の優しさだったと思い、心から感謝している。


父は僕が勤める丸山記念総合病院へ入院した。自らの病気のことは知っていて、それについて僕にめちゃくちゃ言い、喧嘩もした。

「情けねえな。医者になって患者治すって言って、いいとこ取ってるだけじゃないか」

「何言ってんだよ、親父」

「俺の病気、治せねえじゃないか。死ぬとか言ってんだろう？　治してみろよ」

「そんな言い方ねえだろ、こっちが診てんのに」

「じゃあ治してみろ、そんなこと言うんだったら。治せるんだろ？　治せないんだったら、そんなこと言うんじゃねえ」

「……」

「治せねえんだったらしょうがないだろう、自分の父親の病気も治せねえで。そんなんだったら肝臓の医者なんて辞めちまって、普通の医者をやれ。俺のことも治せねえのか。だったら、そんなもん、医者なんかやめちまえ」

「……」

治せなくて、申し訳ねえな……。

そう思ったら絶句してしまい、僕は、裏で泣いた。

兄や母とも喧嘩をした。僕はこの２ヶ月間、特に父の前では息子という立場を外し、主治医として白衣を着て「齊藤茂さん」に向き合い、本人や家族への説明をしていたから、兄や母が思うところもあったのだろう。

「主治医の齊藤直人として、齊藤茂さんを診る。今まで学んできたことを生かして、プロとして全力を注ぎたい」と伝え、主治医として泊まり込んでいた。

医師としての立場と、個人的な気持ちは分けないといけない。僕がそう思うようになったのは、理由がある。

医師として初めてお看取りをしたとき、患者さんはよくコミュニケーションをとっていた、思い入れのあるおばあさんだった。

だから、とても悲しくて「ご臨終です」と言った裏で、僕は泣いてしまったのだ。

すると上司に呼び出され、怒鳴られた。

「おまえなんて医者をやめちまえ！　悲しいのはおまえじゃない。助けられなかったんだぞ。医師は絶対に私情を挟んじゃいけないんだ！」

人は口元が見えてしまうと感情がばれやすいため、マスクをして、ポーカーフェイスで説明しろとも言われ、それ以来、白衣を着ているときは私情を挟まず、ドライに淡々と診療するようになっていた。


父が親しくしていた看護師からあとで聞いた話だが、病院の屋上に散歩へ行ったとき、父は「このまま死んでいくのがつらい。直人に対して昨日あれだけ言ったけど、本当はつらいんだ」と号泣したそうだ。

僕は、父の気持ちを想像するとつらく、あえてその話を細かくは聞かなかった。

父の無念は、どれほどのものだっただろうか。

最後に喧嘩をしたときの父の目つきは、今思い出しても怖いなと思うほどだった。

あれは単なる八つ当たりなどではない。父から息子への、最後のメッセージだったと思うのだ。

その号泣から約1週間後の、2005年2月24日。

「そろそろです」という瞬間がついにきてしまい、実は僕は涙が止まらなかったが、「みんなに泣いている姿は見せられない」と顔を洗いに行き、絶対に涙を見せないつもりで父のいる個室へ出陣した。

父の周りには、母や兄、僕の妻や子どもたち、みんながいた。

病院の理事長（当時）の丸山正董先生も一緒に入室してくれた。

ピーと、音が鳴る。僕は涙をこらえて、脈がフラットになる瞬間の父を見守った。

その瞬間、母や兄たちはみんな号泣し、「今まで本当にありがとう」などと叫んでいる。

僕は、必死に歯を食いしばり、父の最期の脈を取った。

「14時42分。死亡確認させていただきました、ご臨終です」

一礼して、個室を出る。

理事長が僕の肩をやさしくたたき、こう言ってくださった。

「もういい。白衣を脱いで、息子になりなさい」

僕はハッとして、その場所で白衣を脱いだ。その言葉のおかげで、父が死んだ直後に息子に戻れたのだ。

個室に戻り、父の前で初めてワンワン泣いた。もう、涙が止まらなかった。

父の最期の脈を取ったとき、その指先の爪に、黒い油の色が染み込んでいた。

僕や兄の少年時代から学生時代には、よく父の現場まで連れて行かれて、父から「手伝え」と言われ、ボーリング事業の重油をロッド（細長い棒）に塗る作業を手伝ったものだった。

兄は文句も言わず、住み込みの従業員たちとせっせと真面目に手伝っていたが、僕は「こんな汚ねぇの、やりたくねぇよ」と言って、適当にやったりやらなかったりして過ごしていた。父の業務の中で、印象深いものの一つだった。

父は亡くなったとき、2ヶ月もの間仕事を離れて入院していたのに、その爪には僕にとって懐かしい色が滲んでいた。僕が「汚い」と口走ったその仕事に、命をかけていた父。亡くなる直前まで、家族や従業員のためにひたすら仕事をしてきた人の、手だった。

医師として父の最期の脈を取り、息子として最後の恩返しができたと思っている。

医師としての立場と個人的な気持ちを分けて接することができたのも、自信になった。

試練を与えてくれた父に、感謝を伝えたい。ありがとう。

“父が僕に遺してくれた言葉とは”

父は亡くなる5年ほど前から、「自分に正直に生きろ」とよく言っていた。

兄の名は祖父がつけたが、「直人」は父がつけてくれた名前だ。それまで僕は、直人の「直」の字は、素直な人間になるという意味だと思っていた。自分で言い聞かせるように、素直になろうと思っていたのだ。

でも、父からこう言われた。

「素直と、自分に正直になることとは、全然違う。素直もいいけど、おまえの名前は『自分に正直に生きろ』っていう意味なんだぞ。正直とは、自分に嘘をつかないという意味だ」

僕の名前には、ただ生きるのではなく、真っ直ぐ正直に生きろという願いがこめられていたのだ。

自分に嘘をつかないで、やりたいことをやればいい、と。

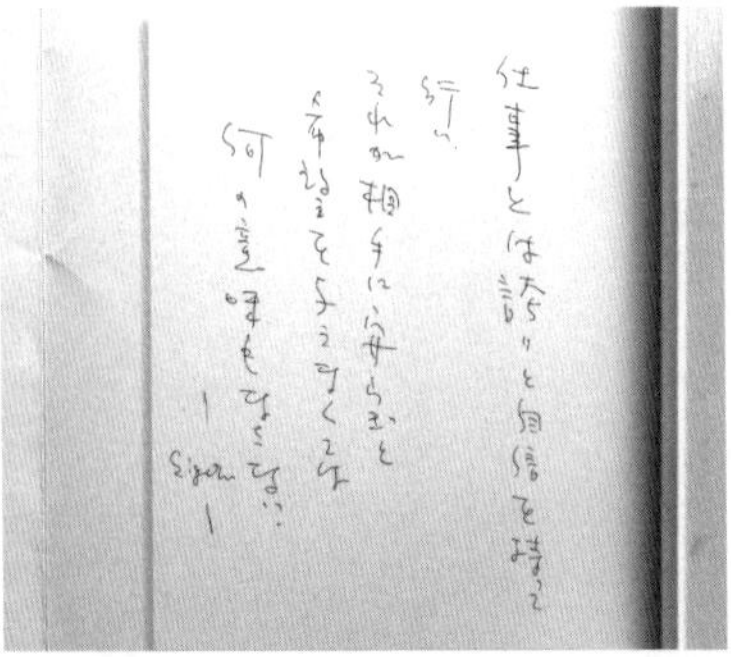

大切に飾っている、父からの手紙。医師である僕への言葉だと感じ、心に刻んでいる。

現在、『武蔵村山さいとうクリニック』の理事長室には、父からの直筆の手紙を飾っている。

父の死後、「遺言として父から預かっていた手紙だ」と、兄から渡されたものだ。

そこには次のように書かれている。

「仕事とは誇りと自信を持って行い、それが相手に安らぎと希望を与えなくては何の意味もなさない　Ｓｈｉｇｅｒｕ」

常にプライドと自信を持って行うだけが仕事ではない。それが相手に、僕の場合は患者さんに対して、例えば「がんでも大丈夫ですよ、長生きできますよ」と安らぎと希望を提供しなければいけないという深い言葉だと受け取っている。

まさに医師への言葉だと思う。人に悲しみを与えてはいけない。安らぎと希望を与えられる仕事人でありたいと僕は思うのだ。

”恩師・小山勇先生から学ばせてもらったもの“

僕は、小山勇先生に憧れて第一外科に入局した。

大学院での指導教官は小山先生で、学位を取らせてもらった。

甲状腺がんの手術を執刀してもらい、命を助けてもらった。

母の胆石の手術の執刀もしてもらい、僕も立ち会った。

父の肝細胞がん発見時には、悪性リンパ腫の可能性があると、家族に希望を与えてくれた。

父のお通夜と告別式の両日にも、参列してくれた。

医師になったときから、小山先生から身をもって教えられたのは、次の医道だ。

一つが、「外科医は最後の砦」。

例えば、右下腹部に痛みがあって救急センターに来た患者さんがいたら、医師は虫垂炎か、婦人科系の感染か、尿管結石を疑う。

でも、夜間だと婦人科や泌尿器科から「うち（の担当）ではない」と言われてしまうこともある。

そうなると、第一外科の僕らが受けないといけない。最後の砦として何でも診るしかないのだ。

小山先生は「全部、俺たちが診るんだ」とよくおっしゃっていた。

仮に、手術の成功率が数％であっても、患者さんが希望すれば手術を行っていた。特に腫瘍の治療では、当時は抗がん剤が現在のように進んでいないから、切って腫瘍を切除しないといけなかった。

当時は患者側も、命を救いたいと思えば手術で切除することを選択するしかないというケースが多い時代だった。ちなみに現在は薬物療法が進み、ケースによってはリスクを鑑みて手術を選ばない人も増えている。

つまり、僕らがあきらめたら、患者さんの死を意味する。

助かる見込みは少ないと言われても、他の診療科で「うちはだめだ」と言われても、少しでも可能性があれば、手術をやりきるのが外科医。背負うのだ。小山先生は「俺たちがやらなくて誰がやるんだよ」とおっしゃっていた。僕は今でもそう思っている。

現代ではインフォームドコンセント（説明と同意の意味）がよく言われるようになったが、間違って使われていると僕は考える。手術のリスクや死亡率を説明する、医師のリスクマネジメントの護身や保険のようになっていると感じるからだ。

本来は「僕に命をたくしていい、僕が治してやる」という姿勢でいいのではないだろうか。外科医は「あなた（の患部）を切って助けるぞ」というスピリットを提供できる存在だ。

「何でも診る」

「すべての患者さんに対して、父であり母であり家族だと思って接する」

自分は、教えていただいたこれらの医道の継承者の一人だと自負している。この言葉は、未来永劫、自分の中から抜けることなどない。

『武蔵村山さいとうクリニック』が属する『医療法人社団もかほ会』では、法人理念としてこれを掲げている。

そして小山先生は、ずば抜けて頭が良かった。

学会が行われると、小山先生は一番前の席に座り、手を挙げて演者に突っ込んだ質問をする。

「学会は喧嘩だ、勝負の場だ」

よくそうおっしゃっていた。先陣を切って、自分と同じような研究をしている人に対して戦いを挑むのだ。「切磋琢磨する仲間」という意味もあるのだろう。

その姿勢は国際学会においても何一つ変わらなかった。

僕はシンガポールやスペインの学会での発表経験があるが、英語が母国語の話者ばかりではないから、ときにちんぷんかんぷんな会話になる場合もある。

しかし、小山先生は英語が堪能で、海外でも変わらずに英語を駆使して戦っていらした。ガンガン攻める姿に「すごいな、この人……」と驚いたものだ。

外科修行時代のチーフレジデント終了時には、記念に小山先生からオペの機器を贈呈された。

今も大切に保管してあり、未だに開封できていない。

外科医は手技が好きだ。僕も薬を出したり、話を聞いたりするより、何か手技をして助けたいと思ってしまう。根本は外科医気質なのだろう。

開業してからは、その楽しみは封じ、限られた日帰り手術と内視鏡手術に限定して治療している。

そして僕が開業したいと伝えたときにも、応援してくださった。

一般的に、アカデミックの場を離れて開業するとなれば、破門くらいの勢いで怒られることもある。

しかし、小山先生は一切反対しなかった。「おまえの考えはすばらしいから、頑張れ」

と初めて僕の背中を押し、さらに宝物までくださったのだ。

開業時には柱時計。開院5周年には置時計。

開院10周年で新棟ができたときには、色紙にしたためられた言葉をいただいた。

それが「端的只今《たんてきただいま》」だ（巻頭ページの写真参照）。

江戸時代の武士である山本常朝《つねとも》が主要部を口述した、武士道の聖典と呼ばれる『葉隠《はがくれ》』にある名言だ。

「端的只今の一念より外《ほか》はこれなく候《そうろう》。一念一念と重ねて一生なり」

たった今この一瞬に徹して生きるという一念以外には何もない。この一念一念を積み重ねていくことが、一生だ。一瞬、一念が、生涯を決定する——。

僕は「そのときを一生懸命生きて、一期一会を大切に。一日一日を大切にしなさい」という意味だと解釈している。

告白すれば、小山先生には父性を感じているところもある。

僕は父と、成人してからの大人同士のコミュニケーションはほとんどとれなかったので、子どもの頃の記憶しかない。

医師の家系ではなかったから、小山先生は憧れの存在として見ていた。

今でも会うと緊張する間柄で、距離は一生縮められないだろう。

最高峰のジェネラリスト。医師として、人間として一生追いつけない、憧れのシンボルである。

”僕は、いつでもどこでも何でも診よう“

肝臓外科医を目指していた僕が、父の肝細胞がんを治せなかった。

そのことで、僕は肝臓外科に限界を感じるようになった。東大の教授でも治せなかったのだ。

僕がそこを追求してもよかったかもしれないが、僕は埼玉医大しか出ていないし、論文を書くのに語学の壁にもぶち当たっていて、肝臓だけをやり続けるのもどうかと考え、「見切ろう」と決めたのだ。

それに、手術適応の容易な患者さんの手術をして自己満足に浸っていた自分に、憤りを覚えた。

つまり、医師として「おいしい」、早期のやりごろの手術だけをやって、患者さんから感謝されて、自己満足に浸っていたのだ。


父の他界を機に、今後の自身のあり方を考えた。

小山先生の医師としての言葉の一件から、「すばらしい医師になりたい」と考えるようにもなっていた。

ここから僕は、どうすべきなのか。僕は、何がしたいのだろう――。

当時は、医師がより専門性を求め、医療が細分化されていく時代。スペシャリストが求められていた。

でもその中で、僕は原点回帰をした。父の教えである「逆転の発想」が大きな原動力となったのだ。

僕は肝臓外科医を目指していたが、その前に消化器一般外科医であり、その前に外科医であり、さらにその前に「ひとりの医師」である。

肝臓だけではなく、何でも診るようにしよう。第一外科で研修医をしていた頃のように「何でも診てあげる、やってあげるよ」という医師になりたい。

僕はスペシャリストではなく、「何でも診る」というジェネラリストな医師を目指そう。

僕は「逆転の発想」で考えを切り替え、メスを捨てることにした。

「専門のない、地域の総合医として、開業しよう！」

そう決断したのだ。

以前は「開業なんてするもんか」と思っていたのに、人生とは不思議なものだ。

開業を決めたら、視界が明るくなったような気がした。

あとは邁進するだけだ。

「これしか診ない」「夜は診ない」など制限を設けるのではなく、患者さんに求められたら何でもしよう。腹をくくって、全部しよう。

特に、他の人の嫌がることは率先してやりたい。

時代に逆行しているかもしれないが、法を犯さない限りは何でもしたい。英雄ぶるつもりもない。僕からしたら当たり前のこと。
〝赤ひげ先生〟になりたいだけだ。

"これからはジェネラリスト、総合医が必要だ"

僕は、医師は人間ではないと考えている。医師は人の命を救える唯一の仕事だから、スーパーマンだ。

だから、医師はプライベートを捨ててもいい。

「俺にはプライベートがある」「俺は遊びに行く」と言う医師はいっぱいいるし、「俺はこれは診ない」「俺は眼科医だから他は診ない」「俺は皮膚は診ない」と言う医師もいるけれど、そういう人は医師ではないと思っている。

僕は、いつでもどこでも何でも診るというスタンスだ。

スーパーマンの医師でありたい。


ある意味では、「専門がないこと」が専門だ。

こういう変わり者の医師がいてもいいだろう。

例えばクリニックの受付で、来院した人から何を聞かれても、対応する医師は僕になる。

「整形外科医はいますか？」

「はい、齊藤がいます」

「小児科医はいますか？」

「はい、齊藤がいます」

「血液内科医がいますか？」

「はい、齊藤がいます」

このように伝えてほしいと、と受付に言っている。

いろいろな分野の専門医や指導医の認定はもらっている。

僕は12年しか勤務していないのに、すでに専門医を５、６個も持っている。10年で多くの専門医が取れてしまう日本の今の専門医制度は、意図がよく分からない。大学病院中心の研修では、特定の臓器や疾患の専門医ばかり育成している。しかし、地域医療は崩壊しつつある。ニーズを考えれば、市民の健康を管理し、予防し、必要に応じて専門医に紹介するジェネラリスト、総合医が必要なのではないか。

これからは、医師として、一般医として羽ばたこう！

専門がないことが専門、と言っていると、多くの医師は「患者さんに訴えられるかもしれないよ」などと弱気になりがちだが、堂々としていればいいと僕は思う。訴えるなら訴えてくれればいい。そんなことにビビっていたら、医師なんてできない。患者さんのために命懸けで働いて、間違ったことさえしていなければ、訴えられたって何も怖くない。

それでも社会が僕に「医師を辞めろ」と言うのなら、堂々と辞める。そのくらいの覚悟を持ってやらないと、何でも診るという開業はできない。

「事故が起きたらやばい」「何かやったら訴えられてしまう」などと思ったら、何もできない。訴えられそうなことは毎日あふれるほどあるのだから。

でも、僕は恐れずにやっている。情熱だけで。

ちなみに、現在は制度が変わり、医大の6年間の後で全員が2年間のジェネラルの研修医を経験しないといけないことになった。いきなり専門分野に入らず、一般医として幅広い分野を経験するよう義務付けられているのだ。

僕らはその走りだったと思っている。

つまり、今の若手医師は一般医を経験していて、年配の医師は自分の専門分野だけを経験してきたことになる。

父が亡くなって約3年半後に、僕は『武蔵村山さいとうクリニック』を開業した。その話は、次章で紹介しよう。

第4章

命をかけて、開業医へ

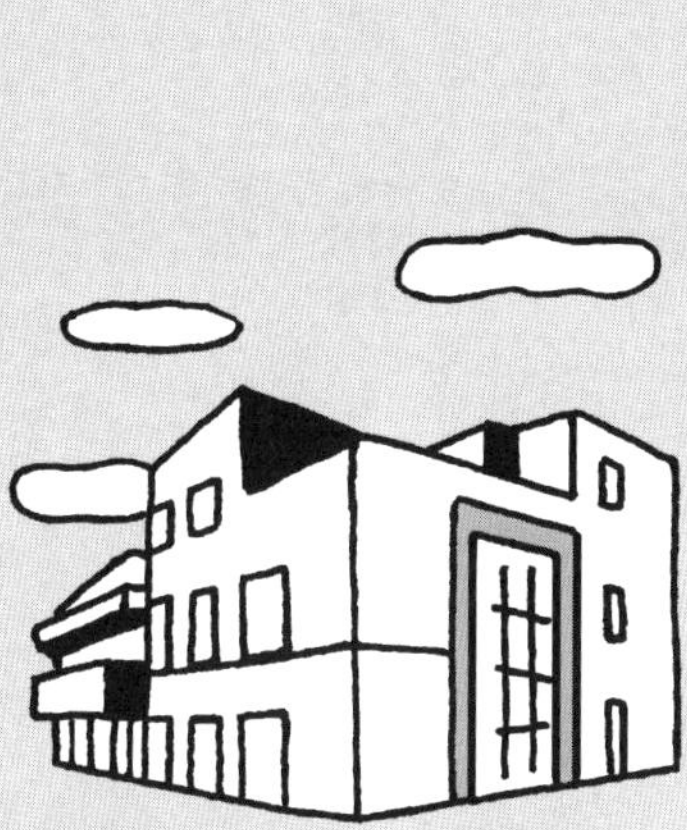

ワンストップの医療を実現したい

父の死後、遺産を分けてもらうことになり、僕は父が所有し事務所にしていた武蔵村山市にある3階建ての建物を相続した。1階は元・スーパーマーケットで、2、3階はマンションになっている建物だ。前章で紹介した、父の重油の仕事を手伝ったところである。父と僕の関係性を見続けている母の配慮もあったと思うが、父から「そこでやれ。開業しろ」と言われたような気がした。

僕は誰が何を言おうとも、これからは全部診る医師になると強く決めていたし、「父がたまたま遺してくれたこの建物で、開業しよう」と考えるようになった。

開業準備に何が必要なのか考え始めたとき、診療に必須の検査機器として、院内にCT（コンピュータ断層撮影）を絶対に置きたかった。

一般的に病院やクリニックは、行くと「じゃあ、また来てもらって後日検査になります」

「その検査結果は1週間後です」「その後、いつから治療です」……と、やたら時間がかかるところが少なくない。

でも僕は、例えば「胃が痛い」という患者さんが来院したら、すぐに胃カメラ検査を行い、即日で結果も伝え、必要があればすぐに治療も始めたい。

その治療が手術になるならば、然るべき病院に紹介する。それには、自分が日々勉強や情報収集をし、いろいろなパイプを持っておき、信用がおける先生をつくっておかなければいけない。

検査や結果告知、治療の開始を「その日にできる」というワンストップで〝一話完結〟の医療を実現したかった。

実は、エコーや内視鏡は、「エコービームが入らなかった」「カメラが届かなかった」「手術のときは見られなかった」などと言うこともできる。証拠が残らないのだ。つまり、「画像に映っていませんでしたよ」と言える逃げ道がある。

診察も同様だ。医師が診察で「心雑音はありません」と言えば、ないことになる。翌日、他の医師が診て「こんなに心雑音があるのに見落としたのか」と言っても、「昨日はなかったですよ」と言うことができる。

でもCTは、断層撮影ですべてを撮って記録を残す機械で、形に残るので、見落としは絶対にできないのだ。仮に医師が見落としたとしても、後で記録を見れば分かる。医師が「肝臓に影はありません」と言っても、後で見る人が見たら「ここに影がある」となる可能性もあるのだ。

だから、より真剣勝負にならざるをえない。

36歳で1億5000万円の借金をし、開業した

当時のCTは一番安いものを値切っても3000万円ほどした。開業資金は他に5000万円以上かかり、全部で1億円は超えることが想定された。開業資金の中で、CTの費用がかなりのウエイトを占めている。

すでに開業している元上司や先輩に相談したら、こう言われたものだ。

「齊藤、バカか、おまえは。ＣＴなんて置いたら大変なことになる。そんなもん、開業医には要らないんだよ」

「そんなの町医者に要らない。患者さんにはどこかＣＴ検査ができるところを紹介すればいい。ＣＴが必要な患者なんかそんなにいないよ」

コンサルタントからもはっきりと反対された。

「絶対ダメです、厳しいですよ。ＣＴなんか置いたら大変なことになりますよ」

僕は、聴診器１本でやっていく医療を否定はしないが、若くして開業する以上、どうしてもそこだけは引けなかった。誰が何と言おうと、ＣＴだけは置く。そう決めていて、ＣＴを置けないんだったら、開業そのものを止めようとすら思っていた。

だから、もう一か八かの勝負をかけたのだ、腹をくくって。

いくつかの金融機関を回ったが、貸し出せるのは２５００万円～３０００万円が上限だと、どこも言う。

そこで僕は、父が取引をしていた多摩中央信用金庫の齊藤裕之専務理事（当時は国立支店長）に会いに行き、散々熱く話をした。すると、こう言ってくれたのだ。

「お父様の家もあって、そういう担保もありますから、貸しますよ。齊藤くんのところにかけてみます。無制限で、いくらでも貸します」

本当にありがたかった。今でも忘れられない言葉だ。

父の会社は中小企業で、事業を続けていた社会的信用があったとはいえ、大資産家ではない。実家はあったけれど、担保はないも同然だった。クリニックになる建物だけでは資産価値はほとんどなかったと思う。

きっと信用金庫ならではのお考えとして、地域にかける思いがあり、大手を振って貸してくれたのだ。

ありがたい。僕にかけてくれたからこそ、期待を絶対に裏切ってはいけない。改めて気合いを入れ直した。

僕は涙があふれるのをこらえながら「命がけでやります。地域のために、お願いします！」と、握手をしてその場をあとにした。

おかげで僕は、１億５０００万円を借りることができ、開業させてもらうことになった。

当時は36歳。この金額に、さすがにビビる気持ちがなかったわけではない。

すでに長女と長男が生まれていて、家族を養わなくてはいけないプレッシャーもあった。

それに病気になって６、７年ほどしか経っていなかったので、再発のリスクもある。

でもやっぱり、進むしかない。

「１００％で生きよう」と思い、突っ込んでいった。

”すべての患者さんに携帯番号を書いた名刺を渡す“

次に気になったのは、患者さんが来るかどうかだ。

僕はこの地域の基幹病院に勤務してから独立したわけではなく、武蔵村山市でゼロからのスタートだ。クリニックの立地はどの駅からも遠く、住宅街にある。現在はすぐ近くにコンビニエンスストアが２軒あるが、当時は１軒もなかった。

僕にとっての唯一のポジティブな情報として、この地域には医師やクリニックが少ないことは分かっていた。

でも、住民自体も少なく、どのような人が住んでいるのかも分からない。

「大丈夫かな」と不安はあったが、こう自分に言い聞かせて奮い立たせた。

「患者さんのためを思ったら、小山先生の『何でも診る』やり方をやれば、どの場所でやっても、きっと評価していただける。絶対に成功するんだ。やるぞ。命かけるぞ！」

この地域で患者さんがどのくらい来るかを事前にリサーチする診療圏調査では、1日に30人の患者さんが来れば、損益分岐点に届き、借金も返していけると判明した。

僕はそれを、開院から1年後の目標にしようと思った。

2008年9月3日。

『武蔵村山さいとうクリニック』が、ついに開院した。

フタを開けてみて、驚いた。開院初日から50～60人の患者さんが来て、ありがたいことに、あっという間に1日に100人、200人と増えていったのだ。

外来の時間は9時からで、実際には少し早めの8時半（当時）からと朝早いスタートにし、夜中まで働いた。

すべての患者さんに携帯番号が書いてある名刺を渡して、こう言った。

「何でも、いつでもいいから電話してきてください。僕が全部、あなたのことを支えますから」

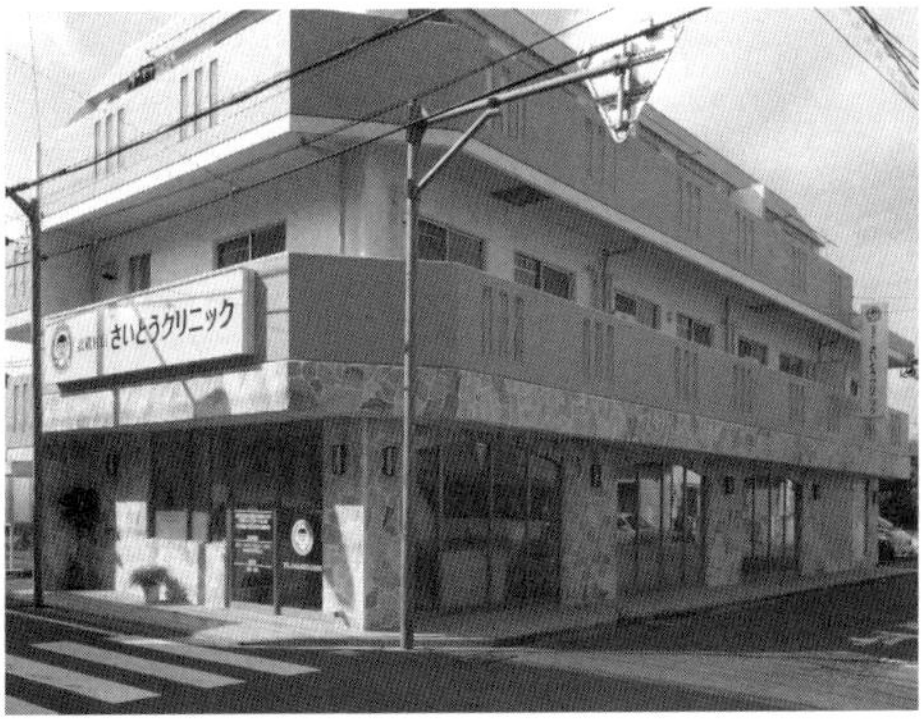

開業時の『武蔵村山さいとうクリニック』。当時は、今とは180度反対側を入り口にしていた。

そんなことをしたのには理由がある。

埼玉医大を離れ、開業準備のため1年間だけ都内の中規模の病院に勤務していたときの話だ。

当時はある患者さんの病態が芳しくないときには、当直に申し送りをしたり、医師が病院に待機して急変時に備えたりするのは当たり前のこととしてやっていた。

または、患者さんに急変があれば、医師が呼ばれるのが当たり前だった。

でも、その病院は当時いい加減なところがあった。

ある日出勤したら、自分の患者さんがいらっしゃらない。「え、どうなってるんだ？」と思い尋ねると、「昨日急変して、亡くなりました」と看護師が平然と言う。衝撃だった。

僕は、当直の先生や看護師にお手数をおかけしただろうと思い、「申し訳ありません、本当にお手数おかけしました」と謝った。

すると、耳を疑うようなことを当直の医師が言ったのだ。

「先生、死亡診断書、書いといてよ。死亡診断書を書いておいて、日にちと時間だけ後から入れるのがうちでルールになってる」

何だと？　僕はブチ切れてしまった。

「何言ってるんですか。どんな患者さんだって、がんの末期の人だって、医師に対して『助けてくれる』と思ってる。死にたいとは誰も思っていない。表面では病棟に行って『頑張れ、頑張れ』って応援しておきながら、死ぬのが前提で裏で死亡診断書を書いておいて、時間だけ記入する⁉　そんなこと、できるわけないじゃないですか！」

ここまで言っても「何言ってんだ、こいつ？　バカじゃないか？」という態度をされ、喧嘩になってしまった。

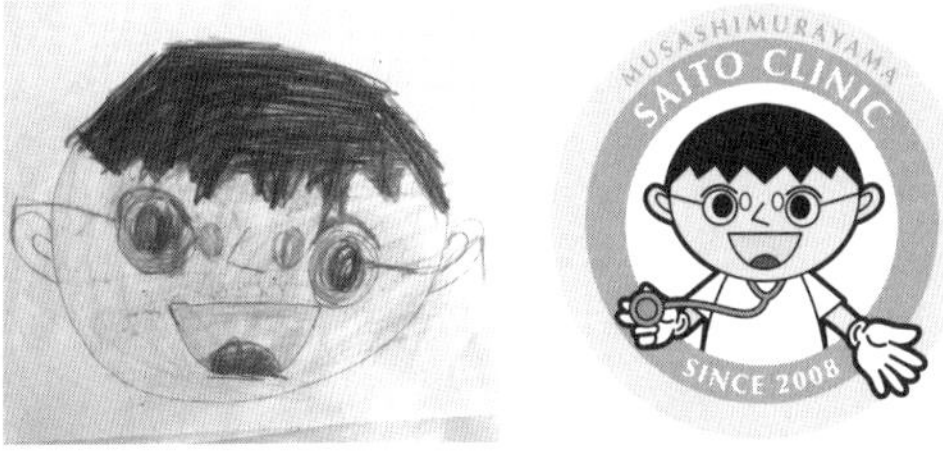

『武蔵村山さいとうクリニック』のロゴの原案は、当時５歳だった長女が描いたもの。ロゴは現在も使用中。

この人たちとは、生きている世界が違う――。

僕はもう絶対に、どんなことがあっても、最期まで寄り添わなきゃいけない。

この一件は、良くも悪くもいい経験にはなった。

そんなことがあったから、開業時に「僕が全部診る」というスタンスをとったのだ。

ありがたいことに、みるみるうちに、患者さんは増えていった。

多忙な毎日。今振り返ってみても、本当に一心不乱でやっていた。

ちなみに、クリニックカラーは萌黄色《もえぎいろ》。黄緑に近い色だ。萌黄色のように、輝くような空間にと願って選んだ。

その色を使ったロゴもつくった。

僕は「スタッフとは一致団結してワンチームでやろう」と考え、野球チームのように、白衣を着る医療職のスタッフは全員左腕にロゴのワッペンを貼っている。

「開業医で朝7時台から診療やってる奴」が僕だ

開業して3年目の2010年6月には、税理士より「医療法人のほうが税制の優遇を受けられる」と勧められ、『医療法人もかほ会』を設立した。

一風変わった名前だが、一人目から三人目のわが子の頭文字を取って名付けた。実は僕は、こういう家族の名前由来のネーミングや語呂合わせが大好きである。

２０１１年3月、東日本大震災が発生した。

その後に関東地方では計画停電が行われたが、武蔵村山市もその対象となった。

患者さんのカルテは紙ではなく、電子カルテなので、全部止まってしまう。

計画停電は朝10時から15時までで、その間は電気を使った診療ができない。

「じゃあ早朝６時から診察をしよう」

停電が始まったら、聴診器１本で診たり、レジが動かないので「お金は後でいいです」と言ったりして対処した。とにかく外来を止めるわけにはいかなかった。


それ以来、今でも朝７時半過ぎから外来の診察を始めるようになった。現在、診療時間は9時から19時とうたっているが、実際にはもっと早くから診ている。

埼玉医大にいた頃は朝６時半から回診で、ずっと泊まり続けていたから、全然苦ではない。いろいろな先生から「開業医で朝７時台から診療やってる奴なんていないよ」と言われるが、今でも7時半過ぎから通しで12時間ほど診ている。昼食は詰め込んで食べるような状態だ。

武蔵村山市のウィークポイントを解消したい

『武蔵村山さいとうクリニック』のある武蔵村山市には、ウィークポイントがある。

実は、東京都で唯一鉄道のない、〝陸の孤島〟の市なのだ。選挙演説では、立候補者がよく「この市に駅を持ってこよう!」と叫び、市民はそれをよく聞かされてきた。

立川駅や玉川上水駅行きのバスや市内循環バスは運行しているが、便数は少なく、交通の便は悪い。

そのうえ、先述したように医師が少ない。人口約7万1000人(2023年8月現在)に対して医師会員が25人ぐらいしかいない、医療過疎の地域なのだ。

ちなみに市では、多摩都市モノレールの箱根ケ崎方面への延伸の早期事業化を実現すべく、近隣の自治体と連携して東京都などの関係機関への要望活動を行ってきた。

市民の悲願は実り、時期は未定だが、今後モノレールが延伸され、市内に複数の駅が新設される予定だ。新青梅街道の拡幅整備の事業期間は現時点で2028年度までとされていて、その後に新駅ができるはずだ。

武蔵村山市のウィークポイントを解消したい。僕はウィークポイントを逆手にとり、二つの対策を行った。

一つが、巡回バスだ。２０１５年12月から巡回バスを無料で運行開始した。村山団地、市役所、玉川上水、松中団地・武蔵砂川駅などの各地と『武蔵村山さいとうクリニック』を結ぶ運行で、例えば村山団地へは１日７回の便がある（２０２３年8月現在）。

１台で始めたが、おかげさまで好評で、現在はハイエースとマイクロバスの計３台で運行している。利用者は、主に地域の高齢者などだ。

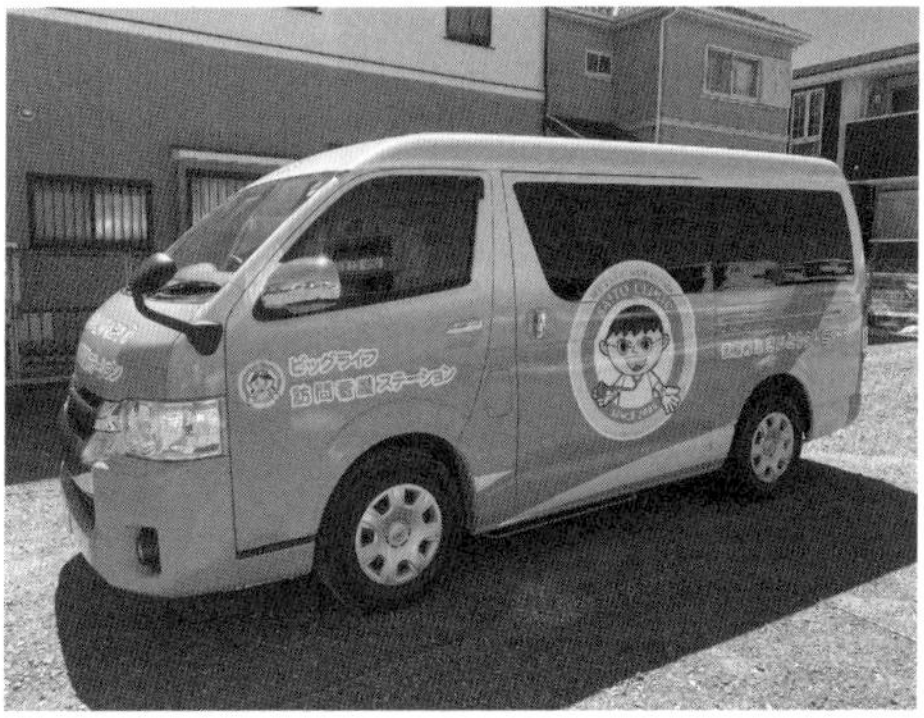

巡回バス。エリアごとに６つのルートを設定し、各ルートで時刻表をつくって運行している。

もう一つは、駐車場の確保だ。マイカーで来院する人が多いため、駐車場の拡張に努めた。始めに、近隣の保育園が僕たちの土地に隣接する土地を所有していて、僕たちは保育園に隣接する土地を所有していたので、坪単価は変わらないから同じ面積の土地を交換する等価交換をしたのだ。ここを第1駐車場とした。

そんな風に10年ほどかけて少しずつ駐車場を拡張していき、現在では第1駐車場から第4駐車場まである。合計約100台の車が駐車できるようになった。

他分野とつながり、情報共有・交換するネットワークを構築

また、介護事業にも着手した。

高齢者が多い地域のため、医療だけではなく介護が必要な患者さんが非常に多いからだ。2012年9月に『ビッグライフ訪問看護ステーション』、2014年4月に『ビッグライフケアプランセンター』、『訪問リハビリセンター』をそれぞれ開設し、これらをまと

めた『ビッグライフ』というグループとして、細々とだが運営している。

介護事業を始めた理由は、少子高齢化が進み、病気ではない方への介護が必要だと感じたからだ。地域で、身の回りのお世話もさせていただく事業を展開したいと思った。

現在はそうしたサービスが増えたが、僕らが始めた10年以上前は地域で駆け出しの存在でもあった。

ちなみに、この『ビッグライフ』というネーミングは、四人目と五人目の子どもの名前にちなんでつけたものだ。


２０１７年7月、「医介教ネットワーク」というものも開始した。

「医介教ネットワーク」とは、武蔵村山市内の医療者や介護者、近隣の社会福祉法人の人たち、さらに教育者と共に、みんなで患者さんの症例を検討する勉強会である。現在、隔月で開催している。

開催のパートナーは『武蔵村山正徳会』だ。市内で特別養護老人ホームやデイサービスセンター、保育園などを運営している社会福祉法人で、僕は保育園の園医としてお世話になっている。

院内の勉強会は行っているが、地域のみなさんと連携した学びの場も必要だ。現場の臨床が忙しく、それを言い訳にしてアカデミックな追究を後回しにしてしまいがちだが、コツコツと頑張って学んでいこう。他分野の方とつながりをもち、情報共有・交換し、ネットワークを構築する。そして、地域の患者さんに還元する。そう決めて始めたものだ。病院やクリニックでの勉強会・講演会は、製薬会社などの企業色が薄く、純粋に勉強できるメリットもある。


毎回座長を変えながら、テーマを設けて行っている。例えば、「褥瘡《じょくそう》」「新診療報酬」「認知症における薬物治療管理」などだ。

薬局や訪問看護ステーション、特別養護老人ホーム、学術部など、医療、介護、教育の現場から80人前後が参加してくれている。

嬉しかったのは、ある回で、参加していたエステティシャンやスポーツ選手から認知症患者さんへの関わり方について質問が多数出たときだ。

こういう研究会や勉強会では、専門職同士が議論したり、医師がアカデミカルなことを言って研究テーマの自慢話のようになったりするのが常だ。そうすると無資格者や一般の方が議論に入りづらくなってしまう。

僕は「みんなで対等に議論したい」と思っていたから、質問をして議論に参加してくれたことが嬉しかった。

開院10年目、クリニックの建物を拡張する

２０１７年の診療では、来院患者数、内視鏡件数、検査件数、手術件数のすべてが記録を更新した。多くの患者さんに頼りにしていただいたことになり、本当にありがたい。

地域の患者さんたち、そしてスタッフたちのおかげで、『武蔵村山さいとうクリニック』は運営できている。

その一方で、患者さんをお待たせすることが増え、手狭だと感じることも増えていた。

開業時には、父から譲り受けた建物の1階全体と、2階の4部屋ある中の2部屋だけを使って運営していた。家庭用エレベーターのようなものをつけて、1階と2階をつなげていたのだ。

でも、開業して2年目ぐらいでそれだけでは足りなくなり、2階のすべてを使うようになった。その後、それでも足りず、今度は3階の3部屋分もぶち抜いて使うようになった。エレベーターはなかったので、「2階から3階は歩いて行ってください」とご案内して何とか回していた。

そうして全フロアを使ったけれど、それでも全く足りない。

患者さんは1日に200〜300人になってきた。もう、限界だ！

開院から10年目となる2018年、隣の林だった土地を使って、クリニックの建物を拡張することにした。

この頃、改めてクリニックと地域の関係性を考えさせられる「失敗」があった。

後輩の医師が「外でやりたい」と言ったことから、世田谷区のあるクリニックを継承して院長をさせたことがあった。

しかし、1年ほどで経営が上手くいかず、継続が困難になってしまったのだ。クリニックは閉院し、僕は大きな負債を抱えた。

このとき僕は、人に任せて自分が不在というクリニック運営はよくないことや、自分にも多少「儲けたい」というやましい気持ちがあったことを深く反省した。

やはり一つの場所に土着して、その根っこを広げ、深く、太くしていくしかないのだ。それは、まるで樹木が土に根を張っていくように。

医師とは、自分ができる、手の届くところだけを一所懸命やらせていただいて、信頼を得ていく仕事なのだと痛感した。

僕は、この武蔵村山でやっていこう。

自分が汗をかき、涙を落とし、その土地に歴史を刻むことで、より深い活動ができるのだ。

仲のいい建設会社と建物拡張について計画するとき、僕は、開院から使っている既存棟に隣接する新棟を建てることにこだわった。

しかし、建設会社からは、こう言われた。

「既存棟は、建ててから約50年経ったので、先が見えています。耐久年数はあと20年です。既存棟を壊して、新たな土地をあわせて新しい棟を建てるほうがきれいになりますよ」

本当に、その通りだと思う。理屈は分かるし、既存棟は縦長の形をしているから、まっさらにして新しい建物をつくれば、別の形を模索することもできるだろう。

でも僕は、生きている木と同じで、父から譲り受けた建物、つまり形見を壊すのは罰当たりだと思ったのだ。

耐久年数はあと20年なら、ぶっ壊れるまで使い切るべきだ。絶対に残そう。

そう決意した。

“クリニックが、父と息子の融合体のような建物に”

後日、大きなクレーンが敷地内に入ってきたときには、初めて見る光景に興奮したものだ。

仕事の合間に、夢をふくらませながら工事の様子をのぞいた。

これからもっと、さまざまなことができるようになるぞとワクワクしながら。

そしてついに同年２月、新棟が竣工。

管理職のスタッフを中へ案内したら、みんな、笑顔が絶えなかった。

新しいことへの挑戦は、楽しい。

同じところで同じことをずっと続けていくのもときには必要だが、自分には合わない。

僕の場合は飽きてしまうし、目標を立てにくい。

だから、新しいところで新しいことを熱くやっていこう。


同年７月、既存棟の全面改装工事も完了し、グランドオープンをした。

新棟はＮ棟、既存棟はＳ棟と命名した。

北（Ｎｏｒｔｈ）側にあり、直人（Ｎａｏｔｏ）が建てたという意味で、Ｎ棟。

南（Ｓｏｕｔｈ）側にあり、亡父・齊藤茂（Ｓｈｉｇｅｒｕ Ｓａｉｔｏ）が建てたという意味で、Ｓ棟だ。

2棟はつながってもいる。父と息子の融合体のような建物にもなったのだ。

父と共に、これからも頑張っていけるように。


竣工式では、レッドカーペットの上でテープカットが行われた。

大きなハサミはオペ以外では滅多に使わないので、感触が組織を切っているようだった。

これにて、新棟のスタートだ。なんとも感慨深い……。

内覧会では関係者にお披露目し、その後には地域の患者さんにお披露目できたのだが、大混雑でエレベーターがロックしてしまった。期待の大きさを実感し、身の引き締まる思いがした。

みなさんが口々に「すばらしい建物ですね」「すごいですね」と褒めてくださった。喜んでくださることは嬉しいけれど、クリニックで最も大切なのは飾りや設備ではなく、働く人間とその心だ。

その内覧会に、勤務医時代から約12年も診させてもらっている二人の患者さんが、さいたま市からわざわざお祝いに来てくださった。そのことが、とても嬉しかった。

最も長く診させてもらっている患者さんだから、僕の医師としての成長も見てもらっている。今や医師と患者の関係ではなく、家族や親戚のような深い関係だ。

10周年の記念樹には、銀杏を選んだ。

銀杏は天に向けて真っ直ぐに伸びるから、自分の名と重ね合わせて決めた。

生長して太くなり、四季折々の色をつけて、長生きする樹種。

大きく育っていくのが、楽しみだ。

同年9月、開院10周年記念パーティーを開催した。

講演は、縁のある友人に依頼していた。

一人は、大学時代の同期・小川智也だ。

学生時代はエース級の怠け者で、勉強はせずサボってばかり（笑）。

その小川が、卒業してから努力を重ね、今や埼玉医大の教授、そして血液浄化センター長になっている。

今回の講演では「自分らしく人生論を話してくれ」と依頼していたのだが、分かりやすい良い話だった。

もう一人は、大学のアイスホッケー部の同期・遠藤一成。

大学の講義には来ないけれど、アイスホッケー部の練習は皆勤賞。自分の意思を貫いて、医学部をスパッと辞めて、なんと画家になった奴だ。

医師以外の仕事に就くのは珍しいという環境の中、彼のような生き方は何だか誇らしかった。現在は山形県米沢市で芸術家として活動している。

率直な話で、心や生き方が伝わる温かい講演だった。

パーティーの最後には、10年間クリニックを支えてくれたスタッフ・矢野有紀代さんの永年勤続表彰を行った。

みんなの支えがあって、この会が、そして今がある。

ちなみに新棟には、遠藤一成の代表作「海」を飾らせてもらうことにした。

第5章

格闘家に魅了され、リングドクターへ

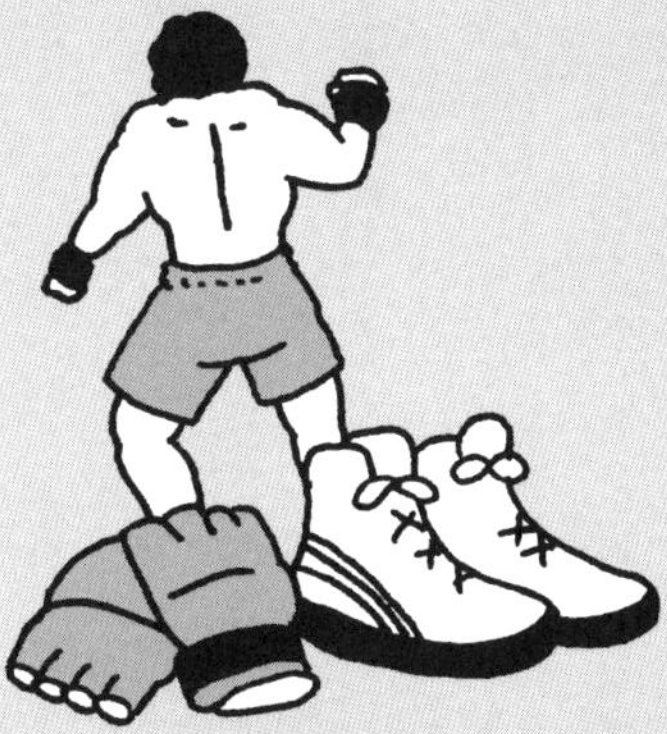

医師になったら、リングドクターにもなりたかった

忙しい日々の診療の合間に、約25年間にわたって続けていることがある。

総合格闘技のリングドクターだ。

僕は、大の格闘技好きなのである。

子どもの頃から好きだったのは、プロレスだ。

僕が12歳の頃に雑誌『週刊プロレス』が発刊されたが、創刊号から1002号ぐらいまで毎週欠かさず購読し、長い間大事に保管していたほどのマニアで、小学生のときには地元・立川のパチンコ屋の駐車場でのプロレス、中学生以降は後楽園ホールなどへよく観に行っていた。

格闘技には、総合格闘技、プロレス、ボクシング、キックボクシング、ムエタイ、シュートボクシング、柔道、相撲、レスリング、ブラジリアン柔術、日本拳法、少林寺拳法など

があるので、複雑でよく分からないと思う方がいるかもしれない。

以前は、相撲や柔道などがそれぞれのルールのもとで別々に行われていたが、「いろいろな格闘技出身者が集まって、急所への攻撃や目潰し、噛むこと以外はルールなしで戦おう。どのスポーツが強いんだろう？」という視点から始まったのが総合格闘技だった。パンチやキック、極《き》め技、締め技など、あらゆる攻撃ができる。

その後、総合格闘技は進化し、今は統一ルールのもとＭＭＡ（Mixed Martial Arts）という競技として独立し、一分野になっている。

昔は、何かのコンタクトスポーツが入り口となり、後からＭＭＡを始める人しかいなかったが、今はＭＭＡから始める若い人が現れ始めている。

一方でプロレスとは、主に観客に見せ、楽しませることを目的とした「プロフェッショナルレスリング」だ。競技性に重きを置く団体やエンターテインメント性に重きを置く団体があり、団体によりルールは異なる。

僕が長年リングドクターを務めてきたのは、総合格闘技団体「ＰＡＮＣＲＡＳＥ（パンクラス)」だ。

「全日本プロレス」や「新日本プロレス」というプロレス団体を経て、プロレス団体「UWF(ユー・ダブリュー・エフ)」ができ、さらにそこから三つの団体が誕生した。そのうちの一つが「PANCRASE」である。


プロレス好きの僕が、どうして総合格闘技団体である「PANCRASE」のリングドクターになったのか?

話は、医師免許をとって間もない頃にさかのぼる。

僕は、自分が医師になったら、大好きなプロレスのリングドクターになりたい、と強く願っていた。そこで免許取得後、今のようにネットなどはない時代だから、好きなプロレス団体「プロレスリング・ノア」に自ら「リングドクターをやらせてください」と手紙を送り、電話もした。すると二つ返事で快諾してもらえたのだ。

「ぜひやってください! 地方興行はいいから、東京でやるとき、例えば日本武道館や後楽園ホールでやるときにだけ来てください」

そう言われ、すぐに始めることができた。

うれしくて、お金ももらわずに「俺は、リングドクターだ……！」と意気揚々とやっていた。研修医の激務の中、試合の時間だけ抜けさせてもらい、月に2回ほど試合につくようになった。

このときまで、僕は大好きなプロレスが、１００％真剣勝負で行われているものだと純粋に信じていた。

しかし、リングドクターになりその裏側を見ると、そうではないことに気づいた。試合をする選手とその相手が試合直前にもかかわらず、談笑している場面に遭遇したこともある（毎回ではないかもしれないが）。

さらに、医務室にいる僕のところへ選手が次々に来て、「先生、昨日酒飲みすぎちゃって、たぶん血圧高いんで血圧を測ってください」とか「昨日飲みすぎちゃって体が動かない」などと言われたことも一度や二度ではない。

これではまるで、メタボのおじさんや酒飲みの巨漢たちの健康相談コーナーである。

そのうえ、選手のほとんどが、信じられないほどタバコをプカプカと吸っている始末。

僕が抱いていたイメージと全く違っていて、ショックを受けた。

（なんだ、この状況は……。プロレスとは、こんなものなのか？）

僕は、そう思って心底がっかりし、絶望していた。

真剣勝負の総合格闘技団体「PANCRASE」に出会う

そんな頃に縁ができたのが「PANCRASE」だった。

医局の先輩が、それまでリングドクターをされていた先生の甥だったのだ。その先生はリングドクターを辞めることになったようで、僕がプロレス好きだと知っていた先輩から「齊藤、やってくれないか？」と声がかかった。

その頃の「PANCRASE」は旗揚げから5年ほど経っただけの創成期。

当時はプロレスの全盛期だ。「PANCRASE」はプロレスとは異なり、エンターテインメントではない本当の真剣勝負で戦おうとした初めての団体と言えると思う。当時、真剣勝負の総合格闘技は始まったばかりで、一般的ではなかった。

完全実力主義で、「秒殺」という流行語を生み出した衝撃的な試合を観せるなど、多くのファンを獲得していた。

しかし、１００キロ級の大男たちが真剣勝負をやり始めて怪我が続出。ドクターの必要性にせまられ、選手の安全管理に着手し、リングドクターが始まったようだ。

現在は格闘技のリングドクターは一般的だが、当時はリングドクターという概念がほぼなかったのだ。

当時社長だった尾崎允実《まさみ》さんが、こんなことを僕におっしゃった。

「なにしろ、リングサイドにいてください。お金は払えないのですが、最前列で観るぐらいの感覚でいいです。お飾り的にいてくれるだけでもありがたいです。そのかわり、どんな事故が起きたって、死亡者が出たとしても、絶対に迷惑をかけません」

そんな状況だったから、始めてから5、6年はスーツを着て座らされているだけに近い状況だった。現在のように、リングドクターのユニフォームもなければ処置具もない。

リングドクターとしてすべき大切なことは何なのか、全く分からなかったし、分かろうともしていなかった。ただ、ドクターストップのジャッジをするだけ、だ。
それはまるで、興行主がリングドクターを配置することでリスクマネジメントができていると誇示するための
ような立場であった。
選手の試合当日までのコンディションや、怪我や病気のことなど全く把握せず、リングサイドにただ座る。選手の試合前後の体のケアなども皆無だった。

それでも、僕は憧れのリングドクターになった。

「ドクターチェックに入ります」とリングサイドに入ると、当時「ＰＡＮＣＲＡＳＥ」はテレビ東京などが生中継をしていたから、テレビに自分が映る。ときにはゴールデンタイムに生中継される試合もあった。

試合のはじめに「今大会のリングドクター並びにレフェリーを紹介します。齊藤直人ドクター！」と呼ばれると、立ち上がって四方におじぎをする。

大観衆の中で自分の名前が呼ばれ、スポットライトを浴びながらの挨拶。

僕は毎回、それにしびれていた。

大好きな格闘技の世界に、僕がいる！

若かったから、映りたい、目立ちたいというミーハーな気持ちもあった。

何より、選手と一緒に立っているような気になっていた。

選手たちの戦う姿、その純粋さに魅了された

もっとしびれたのは、選手たちの戦う姿、その純粋さと感情表現だ。

選手たちの多くは、体づくりや減量をして肉体的にも精神的にも厳しい中で、金銭的な優遇もなく普段の生活からかなり追い詰められている。

それでも裸でグローブ、ファールカップ（急所を守る防具）、パンツだけを身に纏い、体一つで相手と真正面からぶつかり合う。自分を護るものは、鍛え上げた自分の肉体のみ。誰の手出しも助けもない。そのリスクを受け入れ、真剣勝負をする姿は勇ましい。自己犠牲すらも受け入れて戦うのだ。

殴る、蹴る、締める……。細かいルールはあるものの、総合格闘技はどんな攻撃をしても良い。

その戦いを360度の全方位から、何千人何万人の観衆に観られる。どんな取り引きも駆け引きも通用せず、八百長もない。対等に戦っている。

ただ単純に、強いものが勝者、弱いものが敗者と明確に勝敗が下される。

強いほうが勝って、心から万歳やガッツポーズをして嬉し泣きをする。

負けたほうは本当にがっかりして、どん底に落とされたかのごとく悔し涙を流す。

たかだか5分、2ラウンド、3ラウンドのところに命をかけ、人生をかけていたのだ。

こういう人たちもいるんだ――。

その純粋な姿は、僕にはとてもまぶしく映った。

勝って体いっぱいに喜びを表し、負けてマットに顔を埋め、感情の赴くままに表現していることに憧れも感じた。

そんな純粋な感情表現は、医師になってから僕にはできないでいた。

臨終やがんの宣告、オペ後の説明や合併症が起きたときの説明。どんなときでも医師たる者は感情を表情や言葉に表してはいけないと教育され、常に実行しているからだ。

医師の世界は、どこか本音ではないところがある。昔は特に、袖の下にお金を渡したりして、コネ、取り引き、根回しなどと裏のある、ドロドロしたアンフェアな世界だった。

そういうのが嫌だなと思っている僕だって、外でご飯を食べるときはいい服を着て、キリッと医師らしく格好つけている。裸で勝負していないのだ。

だから、選手のみんなが「純粋さを忘れているぞ」と教えてくれた。

純粋なものを、いったい僕はいつ失ったのだろう。

嘘をつかずに真っ直ぐに生きていけることが、どれだけすばらしいか。

格闘家は、お金もないし、地位もないけれど、やりがいだけで生きている。

人生観を大きく変えてもらった。彼らと出会う前の僕は、働く大人のモチベーションは、お金と地位だけだと思っていたから。

彼らに魅了され、どっぷりこの世界に入っていった。

僕は選手の名前が全部分かるし、彼らからの敬意も感じた。自分もこのメンバーの一人なのだと陶酔し、試合に行くことが楽しくて楽しくて、仕方なかった。

2006年には「PANCRASE」の公認チーフドクターに就任した。

ドクターストップの基準をつくった

僕はリングドクターをやっているときは、基本的に劣勢の選手を見る。試合続行不可能と決定するドクターストップの瞬間を見逃してはならないからだ。

だから、観客が楽しむような「何で倒したのか?」「どうやって落としたのか?」などは分からないことがある。

試合後も、勝って喜んでいる選手を見ずに、負けて倒れている選手に寄り添うのだ。

そうやって経験を重ねるうちに、いろいろな基準をつくっていった。

一つが、ドクターストップの基準設定だ。次の3点は常に頭に置いて判断している。

- 動脈性の出血などで出血のコントロールができない場合
- 明らかに骨膜以深に達している挫傷で、かつ、感染が明らかに予想される場合

・眼球などへの影響が予想され、緊急処置を要する状態

ドクターストップの大半を占める損傷は、顔面や頭部からの出血である。

これまで、印象深く稀な症例を多々経験した。

マウスピースが大きく飛んだかと思ったら、耳が根元から取れて飛んでいた選手。

眼が痛いと言うので眼のチェックをしたら、角膜がすべて剥がれていた選手。

骨が折れる音が場内に響き渡りチェックをしたら、脛骨が完全に折れて皮膚から露出していた選手。

大きな事故では、試合後10分以内に意識障害が起こり、急性硬膜下血腫にて緊急開頭手術になり障害を負った選手もいた。

ミドルキックを受けた直後から胸痛を訴え、多発肋骨骨折による血胸から、緊張性血胸になり緊急手術で救命した選手もいる。

安全と、後遺症を最小限にすることが担保できなければストップする。

何より、選手としてこれからも戦い続けることができる体を守らなくてはならない。

ドクターストップをかけるとき、リング上の多くの選手はこう訴えてくる。

「まだできる。続行させてくれ！」

リングドクターとして何度も経験した風景だ。何しろ、ドクターストップ＝負けというルールなのだ。

気持ちは分かるから心が痛むし、思い出すだけでその日は寝られないこともある。

"試合直後や試合翌日の基準もつくっていった"

試合直後の応急処置や救急搬送の基準設定もした。

顔面や頭部の挫創（体表への出血を伴う組織の損傷）は、医務室や処置室にて縫合処置を行う。

骨膜に刺した傷に関しては感染のリスクが高いため病院に搬送する。

脱臼や骨折は即座に徒手整復（ずれた骨を引っ張り正常な位置に戻す）やシーネ固定

（ギプスによる固定）などを行う。

意識障害や、脳圧上昇による神経症状が出ているような症例は脳出血を疑い、救急搬送を行う。

試合翌日には、検査と治療をするようにした。

応急処置を行った後や緊急性のない創部処置は、翌日に医療機関を受診してもらい、改めて処置を施すようにしたのだ。

また、救急搬送をする必要がないレベルの頭部打撲に関しては、頭部ＣＴ検査を行い、脳出血や眼窩底骨折のチェックなどを行うようにもした。


リングドクターの判断は彼らの人生に直結する。

ときには、重篤な外傷を負った選手に引退勧告を行うこともあるし、後遺症を残さないよう冷静に次回の試合までの療養期間を勧告するメディカルサスペンションの必要もある。

意識障害を伴う頭部外傷はおおむね６ヶ月、縫合を行うような外傷はおおむね３ヶ月、骨折や靭帯、半月板断裂などを負ったケースは６ヶ月から12ヶ月、それぞれにメディカルサスペンションを勧告する。

だがここで問題なのが、現在の日本の総合格闘技界の事情だ。コミッションが存在しないため、団体ごとのクライテリア（基準、指標）に判断を委ねている。

そのため、他団体から大会への出場オファーがあれば、選手は勧告を受けたメディカルサスペンションを無視し、本人の意思で他団体のオファーを受託することもできるのである。

ゆえに一層、団体間の情報共有が必要で、コミッション設立は必要不可欠であると考えている。


選手とやり合ったこともいっぱいある。

例えば、選手が試合中に意識を消失したので担架で裏まで運んだら、ちょうどそこでアップをしている選手がいた。

僕が倒れた選手に「大丈夫か？　ここがどこか分かるか？」などと声をかけていたら、試合前で気が立っていたのか、「俺たちがアップしてる。どけ！」なんて言われたので、僕は熱くなってしまった。

「選手を診ているんだから、しょうがないでしょう！」

相手が１００キロ級の奴でも関係ない。そう言ってど突いて胸ぐらを掴み、喧嘩になりそうになったことがあった。「自分が悪かった」と、その選手は後で謝りに来てくれた。

何か起きたとき、後から「先生の判断で縫って、その後こうなりました」「救急搬送され、先生のおかげで助かりました」と連絡をもらうと、「やっていて良かったな」といつも思う。

”勝つために頑張っている選手の環境を整えたい“

２０１４年には「ＰＡＮＣＲＡＳＥ」メディカルサポート制度を確立し、連盟表彰を受けた。

メディカルサポート制度とは、「ＰＡＮＣＲＡＳＥ」の選手が試合で怪我をした場合、「ＰＡＮＣＲＡＳＥ」指定病院で治療を受けられる制度だ。

純粋に強くなるため、勝つために頑張っている選手の環境を整えてあげたいと思ったのだ。

選手は、怪我をすることが多い。

その部位の多くは、鍛えられないところ。一つは、目だ。眼球は粘膜だから鍛えられない。眼窩底骨折したり網膜剥離を起こしたりすると、格闘技では致命傷になってしまう。

もう一つは、脳。脳出血や、頭蓋内に空気が貯留する気脳症を起こしたら危険だ。

また、「パンチドランカー」という言葉があるが、格闘技の選手は何回も頭にダメージを受けることによってカクッと落ちやすく、頭痛などの症状が出やすくなっている。

眼窩底骨折や網膜剥離、気脳症は珍しくなく、手術をして長期療養することが多い。

それらを把握するためには、医療機関で眼底の

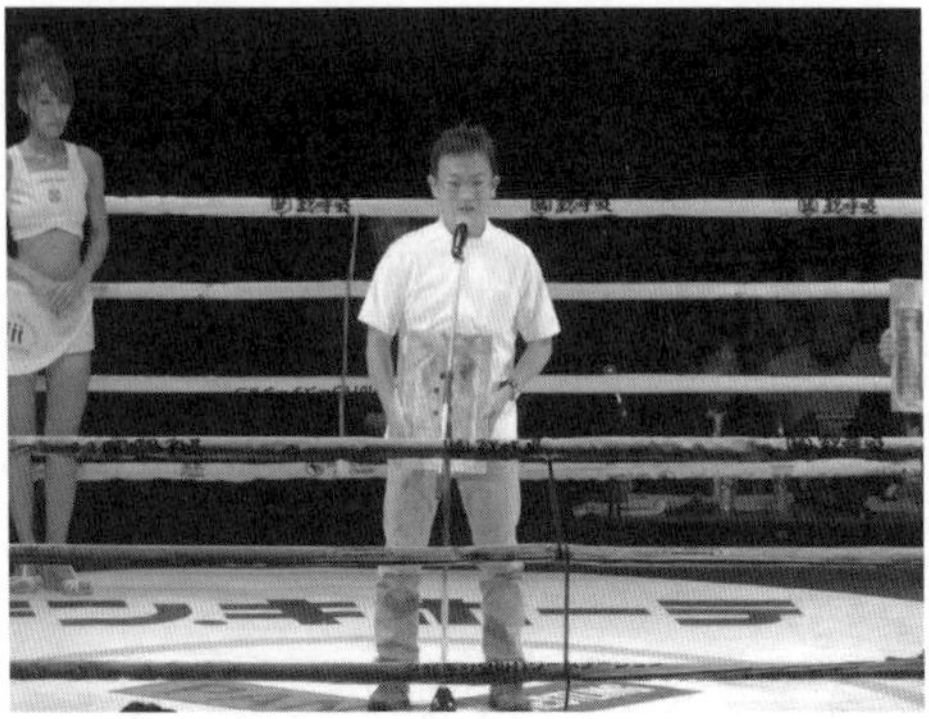

2014年、「PANCRASE」のメディカルサポート制度を確立し、連盟から表彰を受けたときの写真。

検査や脳のＣＴ検査を行い、身体所見を取る必要がある。

でも、それらの検査には３割負担でも１万円ほどかかるし、そのうえ、Ｂ型肝炎、Ｃ型肝炎、梅毒、ＨＩＶなどの感染症を血液や腸液、唾液などからの接触によって試合の相手にうつさないよう、リスクマネジメントのために、感染症がないかを調べる採血まですると、最低でも2万円ほどかかり、合わせて数万円かかってしまう。

そこで団体側にそういう話をし、メディカルサポート制度を整えたのだ。

当時の社長は、僕の提案を受け入れてくれた。

「ＰＡＮＣＲＡＳＥ」はもともと最初に競技化をした団体だからこそ、どの団体よりもメディカルサポートやバックアップ体制が進んでいる団体にしたかったようだ。

こうして、「ＰＡＮＣＲＡＳＥ」は指定医療機関に行けば細かいところまで試合前検診をしっかりやって、試合で何かあれば治療をする。それらは「ＰＡＮＣＲＡＳＥ」がサポートして、選手に金銭的な負担は全くない。そんな制度を確立していった。

試合前検診とは、おおむね試合１週間前までに完了させるものだ。

内容は、既往歴、持病、服薬歴などの問診、身体所見（主に神経、循環器、呼吸器）、一般血液検査、感染症（肝炎、ＨＩＶ、最近ではＣＯＶＩＤ－19）、眼科（眼底、眼圧・・主に網膜剥離、網膜裂孔の有無）、頭部ＣＴもしくはＭＲＩ。

主にこれらの提出を選手に義務付けている。

実際には、『武蔵村山さいとうクリニック』にくれば全部タダで診るという制度で、僕の負担は大きかったのだが、何とか続けた。

これまでに来院した選手の数は、のべ１０００人以上ではないだろうか。遠方から来院する選手も少なくなかった。

また、格闘技の興行に主催や協賛をしたり、多くの選手に対してパンツにロゴなどのワッペンを貼るパンツスポンサーをしたりもしてきた。

なぜそこまでするかと言えば、やはり医師として「守ってあげなきゃいけない。守るのが僕の仕事だ」と思うからだ。怪我が前提で突っ込み、生身の体で、グローブ一つで殴り合うのだから、無傷で帰ってくることはほぼない。

減量して計量後、即時リカバリーのサポートも

そもそも試合前の減量時点で、体は傷だらけだ。減量は負荷が大きく、とてもきついものだから。

ほとんどの団体では前日（興行開始24時間前）に計量が行われる。

試合当日に少しでも体重を重くするため、瞬時に体重を下げて瞬時に戻すことができる、いわゆる水抜き減量をする選手が多い。

半身浴などで汗を無理やり出し、一気に5キロほど3時間ぐらいで落とすのだ。

そして計量が終わって解放された瞬間に、一気に水を飲む。

計量時には高度脱水の状態になり、腎前性腎不全と思われる腎機能の増悪が認められたり、カルシウムやカリウム値の異常を認められたりして搬送されてくる選手もいる。

そういうとき、即時リカバリーするための急速な補液を行う必要がある。経口で炭水化物、経静脈的に補液及び電解質の補充を行って、翌日の試合までに体を減量前の状態に戻

すのだ。

大晦日は、格闘技の大きな試合が行われる。前日の12月30日に計量した後は、昔は休んでいたクリニックを開けて、点滴をしてあげることが毎年の年中行事のようになっていた。点滴でリカバリーした後に、試合でいいパフォーマンスができて、「減量はきつかったけど、先生のおかげで何とかなりました」などと連絡をもらうと嬉しく、いい正月が迎えられていたものだ。

ちなみに、リングドクターとコミッションドクターには明確な違いがある。

コミッションドクターには、ドーピングや禁止薬物、興奮剤などのパフォーマンス向上薬使用の違反を見つける役割がある。

リングドクターは、あくまでも選手が安全かつ安心して試合に臨める環境づくりの一助となることを目的としているので、警察官のようなコミッションドクターの活動には興味がない。

そのため、場合によってはパフォーマンスに差が生じない範囲で点滴や注射なども積極的に行い、選手が体に何の不安もない状態で戦える環境をつくっている。基本的に怪我は少なからず発生することを前提としたスポーツ競技なので、ドクターの力量に求められるものは大きい。

選手を守り、選手が体のことを心配せずに精一杯戦える環境をつくることが責務であり、最高のパフォーマンスを発揮できるように尽力するのが、我々リングドクターだ。

初期には自分が目立ちたいという気持ちはあったけれど、僕はもう目立ちたくはない。単なる黒子でいいから、頑張っている選手を守ることがリングドクターの仕事だと思っている。

月に一度のペースで行われるリングドクター業務。当日だけでなく、その前後に要する時間を考えると、大変大きなエネルギーと情熱が必要だ。

特別な日当もなく、いわゆる手弁当でやっているため、仕事という意識は全く持っていない。

それでも長年続けることができたのは、格闘技が好きで、やはり彼らに魅せられているからだ。

僕なりに試行錯誤を繰り返してきたが、リングドクターを「当たり前」の存在にし、パイオニアとしてその体制をも確立できたのではないかと思う。

また、経験値から言って、選手に対する医療行為や体にまつわる助言などができるリングドクターとして、国内外でナンバーワンに近い存在になれたのではないかとも自負している。これまで接してきた、数多くの選手たちのおかげである。

今後は後輩にまかせ、サポートは継続していく

リングドクターを始めた25年ほど前からオーナーが次々に代わり、現場を動かす代表で言うと現在は5代目の方が運営をしている。

「ＰＡＮＣＲＡＳＥ」という名前は継承されているが、他の格闘技同様、会社の方向性だけでなく、新体制ではメディカル部門が簡略化された。メディカルのウェイトや考え方、

リングドクターへの理解や配慮などが随分と変わったのだ。

現在の総合格闘技は、アメリカで適用されている基準「ユニファイド（統一という意味）・ルール」が日本でも採用され、リングドクターに試合を止める権利はなくなっている。よって、試合中に関しては、レフェリーなどの経験値の高い方が増え、ドクターの出番や最終判断は以前とは比べ物にならないほど少なくなった。

これがこのスポーツの進歩と言える。

と言っても、リングドクターが不要になることはないはずだ。

排除や除外ではなく、経験や実績に基づいた縮小化と言える。取捨選択して良い形にしていくようだ。

「ＰＡＮＣＲＡＳＥ」30周年という記念イヤーだからこそ見直されたのではないかと思う。

今後は後輩にまかせつつ、「ＰＡＮＣＲＡＳＥ」の選手が安全に安心して、体のことを心配せずに戦える環境づくりにこれからも取り組みたい。

興行のサポートや選手のサポートといったスポンサー活動も続けていくつもりだ。

また、詳細は第6章で触れるが、僕は選手たちのセカンドキャリア構築にも尽力していきたいと考えている。

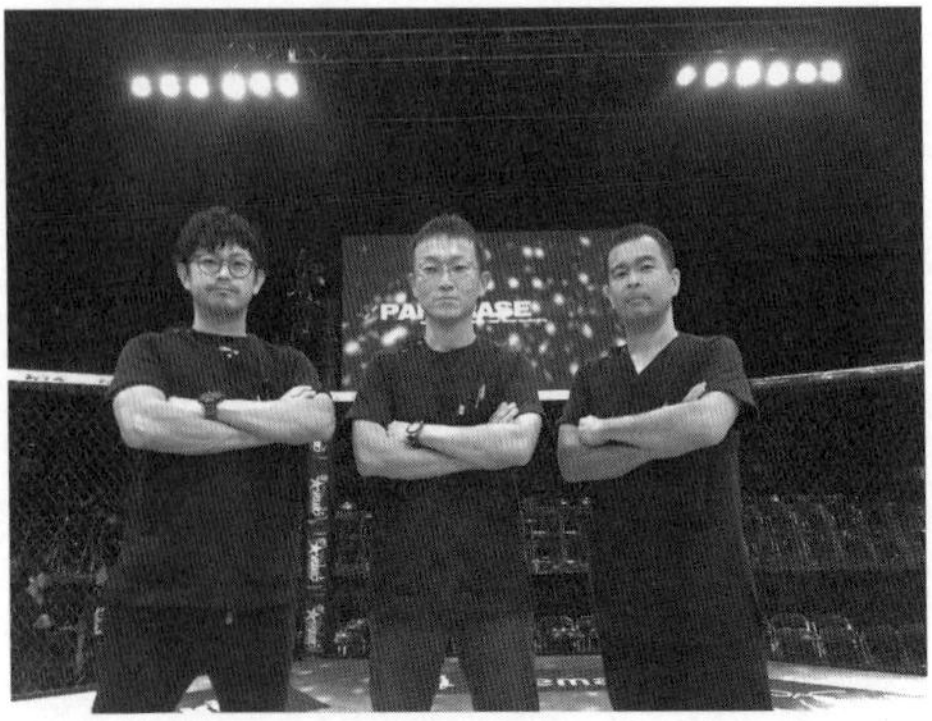

「PANCRASE」でチーフドクターをしていた時代のドクターチーム。気心の知れたメンバーでチームが形成されていた。

第6章

コロナ禍という戦場から、未来へ！

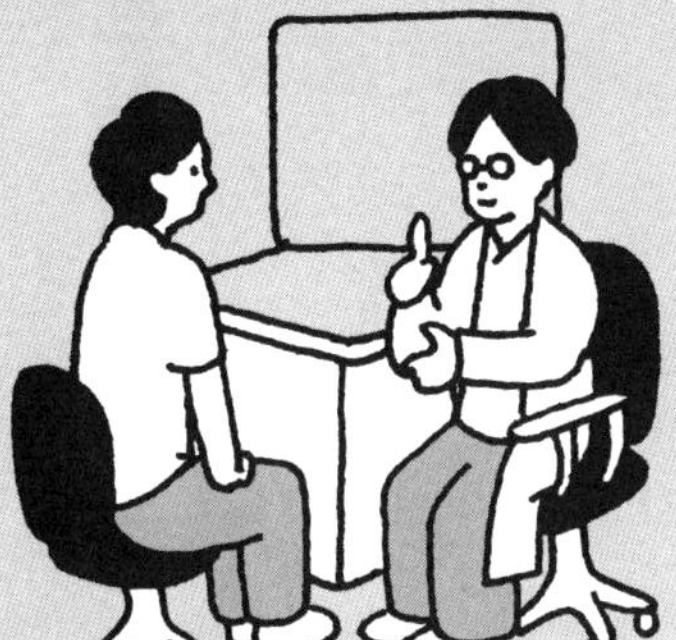

“東京・多摩地区で初めて「コロナ診療」の手を挙げる”

新型コロナウイルスの第1波は、2020年1月～6月だった。東京都東村山市名誉市民の志村けんさんが新型コロナウイルス感染症による肺炎で死去され、世の中に衝撃を与えたのが3月だ。

どのような病気なのか、情報がないうえ、マスクが全く流通しておらず、買い占めなどにより医療機関にすら回ってこない。僕たちも3日に一度くらいしかマスクを取り替えられないような状況だった。

これから、世の中はどうなるんだろう。世界中の人が少なからず、そんな不安を抱いた時期だったと思う。

しだいに、他の病院で診療を断られた人や、コロナかどうか分からない人たちが、わがクリニックにどんどん来院する状態になった。どんどん増え、溢れかえっていく。

この状況を大至急なんとかしなければ。

今、僕は医師として何をすべきか。

それほど時間はかからずに、答えは出た。

僕らは「何でも診る」と言っているわけだから、コロナの患者さんも診るべきだ。僕はそう思った。

自分や家族が「コロナにかかったかもしれない」と思ったとき、受診できる医療機関がなければ、人はさらに不安になるだろう。もうやるしかない。

みんなにとって初めての事態だったから、スタッフの全員が賛成だったわけではないと思う。

「やるしかないから、やる。一か八かで、死んでもいいからやる。やるしかねえよ！」

僕はそう言って、半ば強引にコロナ診療を始めることにした。

5月、コロナ診療を名乗り出る医療施設がいなかったので、僕らは手を挙げた。

具体的には、コロナ診療を始める病院やクリニックを探していた都議会議員に「僕らはやりますよ」と話をしたところ、「待ってました」とばかりに事態が動いたのだ。

一般的には普段、都と直接お話をすることはないが、珍しく都の局長が飛んできて、「ぜひやってください」「やります」などと話し、即座に許可が出て、具体的に進めていった。

僕らは、多摩地区で最初に手を挙げたクリニックだったらしい。

多摩地区で最初に東京都感染症診療協力医療機関に指定され、まずは発熱外来センターのプレハブをつくることになった。

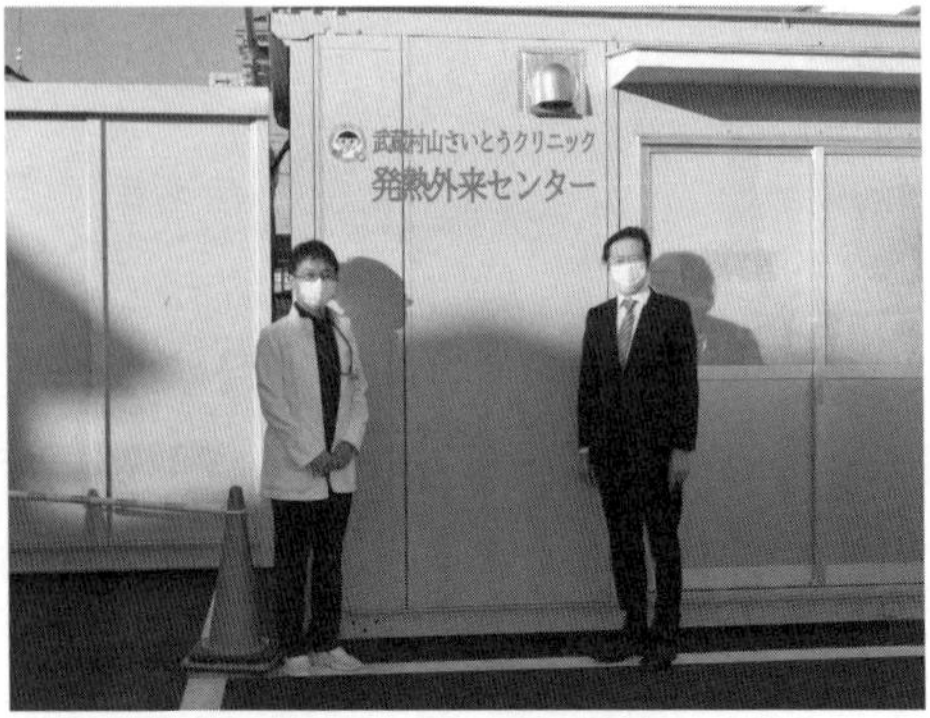

急遽、敷地内に設置した「発熱外来センター」。この中で診察などを行い、医療職の動線なども整えた。

そうしてコロナ診療が始まった。

医師の人数にも時間にも限りはあるから、命に関わることがあるコロナの患者さんを優先すると、通常診療の患者さんはどうしても後回しになってしまう。

通常診療を守ることも必要だが、今世の中で何が求められているかと言えば、当時、コロナ診療をやっている医療施設はほぼなかったから、「今の僕らの使命として、コロナに対して世界と闘うしかない」と、僕はコロナの患者さんを最優先した。

誰もが経験したことのないコロナ診療の世界に、突っ込んでいったのだ。

そうしたら近隣どころか、都内の23区からも患者さんが来るようになり、１日の患者数がどんどん増えていった。決してアクセスがいいわけではない立地の『武蔵村山さいとうクリニック』へ毎日数百人が押し寄せるようになり、ついに１日に約１０００人になった。

院内、敷地内、電話などのラインが、毎日すべてパンク状態である。

現場の悲鳴、パニックに加えて、もう一つ混乱を招いたのが「健康観察の電話業務」というものだ。

陽性者が出ると、当時はどこの病院にも入院できないため、ほとんどが自宅療養になったが、健康観察といってクリニック側が「体調はどうですか？」と患者さん一人ひとりに電話をかけなくてはいけなかった。毎日、陽性者の全員に、である。

陽性者は１日に１００人くらいいたが、当初は混乱の最中ですぐに電話業務を開始できず、電話すべき人が１０００人近くいたはずだ。

夜8時頃に診療が終わってから、僕も含めみんなで分担してかけ続けた。朝から電話をかけ続けているスタッフもいるが、かけても、かけても、全く終わらない。

当然、夜遅い時間帯に電話をかけることになってしまう方もいて、「こんな時間にかけてこないでください、失礼だ」とお叱りを受けたこともあった。既に軽症になっていて「そんなのいちいち電話してくるんじゃねえ！」と言う人もいた。

失礼な時間帯の電話で申し訳ないけれども、かけなければいけない。

僕もスタッフも、かけ続けるうちに声が枯れてきた。ぞんざいな対応をする相手は少なくないから、みんな、きっと心も疲弊していただろう。それでも必死になって頑張ってやった。

「ついていけません」

「こんな毎日、きつくてやってられません」

スタッフはどんどん辞めていった。

昼は診療にあたり、夜は電話をかけ続ける。しばらくは、そんな毎日だった。

”コロナ診療で心身が傷ついたこともあった“

第3波が始まり、多忙だった2021年12月、僕にとって衝撃的な事件が起きた。大阪府大阪市で発生した「北新地ビル放火殺人事件」である。報道で知り、覚えている人も多いことだろう。

事件が起きたのは心療内科クリニックで、被疑者を含む27人が亡くなった。この27人の中に、なんと埼玉医大の同級生だった、院長の西澤弘太郎くんが含まれていたのだ。

現役で入った学生の中の一人で、親しくしていて、卒業後に会ったこともあった。報道によれば、彼は患者さんに真摯に向き合い、夜遅くまで患者を受け入れる日もあるなど、献身的に診ていたらしい。被疑者はクリニックへ通院していたと警察は見ていて、つまり西澤くんは、患者さんに殺されてしまったのだ。

享年49歳。彼の死が、涙が出るほど、つらかった。

彼は患者さんの心身を良くしようと懸命に診療していたのに、事件の犠牲になってしまうなんて――。とてもショックで、「明日は我が身」とも感じた。

西澤くんに対し、謹んで哀悼の意を表したいと思う。


その1ヶ月後。『武蔵村山さいとうクリニック』でも、事件が起きた。

マンパワーが追いつかず、患者さんの待ち時間がものすごいことになっていた。最善は尽くしているのだが、どうしても長時間お待たせしてしまう。

でも、患者さんはどんどん増えていく。頭が狂いそうだったし、追い詰められてもいた。

そんなとき、ついに、クレームを言うだけでなく、暴れる人が現れたのだ。

クリニックでは、クレーマーや暴れる人がいたら、「コードW」といい、緊急事態として全館放送がかかるようになっている。これがかかることは、ほとんどない。

それでもその日は「コードW」がかかった。

「受付に集まってください」と聞き、僕は急いで受付へ降りていった。すると、女性スタッフがある人に恫喝され、胸ぐらを掴まれる勢いになっていた。

「何があったんですか？」と聞いたら、その人が近づいてきて、突然僕の額などをバンバンと2発殴ったのだ。僕は殴られた衝撃で飛ばされてしまった。

命の危険を感じた。僕はそれまで、医師はまっとうに診療をしていれば、恨まれることはないと思っていた。しかし、医師は今や危険をともなう仕事なのだ。恨まれるどころか、殺されてしまう時代なのだ。西澤くんのように。

スタッフに怪我がなかったことはよかった。しかし、こんなことが起きてしまうとは。そして、その被害者に自分がなるとは——。

こちらに反省すべき点はあるだろう。それでも、どんな原因があったにせよ、暴力は良くないし、反対だ。

その人は警察に逮捕され、僕も事情聴取を受けた。

僕は首に強い痛みをおぼえた。首の動きもおかしくなって診療がむずかしくなり、僕は開院以来、初めて2日間連続で仕事を休んだ。

痛かったのは、首だけではなかったのかもしれない。

それだけでは終わらなかった。Googleのレビューで、酷評が増えてしまった。待ち時間が長過ぎたこと、それらにより医療レベルが低いと思われたことなどで、口コミで大勢の人に厳しく書かれてしまったのだ。

もちろん申し訳ない気持ちはありながら、読んでいてとても悲しくなり、傷つきもした。

僕は、コロナを診る医師や医療機関がないからこそ、必要だと思って名乗り出た。

それでもマンパワーが追いついていないなどの理由で、こんなに強い言葉を書かれてしまうのか――。

これらを書いた人は、待たされ過ぎた怒りなどをどこかにぶつけたかったのかもしれない。

でも、僕たちも、心を持つ人間だ。

読めば落ち込んでしまうので、「それ以上は読まないほうがいいです」とスタッフが止めてくれた。

かなりひどいことが書いてあるようで、「もう本当に涙が出る……」と言ってくれた仲間や、「ここまで書かれるのはかわいそうだ！」と怒りを表現してくれた人もいる。

現在もコロナ禍当時のレビューが目立っているようで、心ない言葉については残念に感じている。

コロナ診療では、そんな風につらい思いをしたけれど、それでも診療をすることが正しいと思って頑張ってやってきた。

マスコミからの取材依頼もあったが、目立ちたくはなかったのでお断りした。コロナ診療を、人に自慢するためにやっているわけではないからだ。

不思議なことに、そしてありがたいことに、そういったネガティブなことがあっても、現在も多くの患者さんが毎日来院してくださっている。

結局、来院いただいているということは、この方たちには頼りにされているのではないか。ありがたいなと、僕なりに、前向きに考えている。

”「学びの場を独自につくるべきだ」と新設した講棟“

2020年12月には、新棟に続いて講棟「とものでホール」を新設した。

「とものでホール」をつくった理由は、二つある。

一つは、医療人材の学びの場だ。医療では向学心を持たなければいけないと僕は考えている。向学心とは、外に出向く学会活動や院内の勉強会のこと。第4章で紹介した「医介教ネットワーク」も、向学心の一つ。その学びの場にしたかったのだ。

もう一つは、市民の学びの場だ。市民向けの健康講座や勉強会は医師会や地域包括支援センターが主催することが多いが、僕らは独自に市民向けの健康講座を開催したかった。

現在、2ヶ月に一度、市民を対象に、血圧や膝関節など健康にまつわる講座を開催し、毎回50人ほどが参加してくれている。

この二つの場を、独自につくるべきだと思ったのだ。以前は公民館などのスペースを借りていたが、もっと自由に、自分たちが便利に使える空間があればと考えた。

当然、新型コロナウイルスの流行は意識せずに、２年ほど前から計画して新設したものだったが、コロナ禍が始まって以降、コロナワクチンの接種会場としてここがぴったりだったことには自分でも驚いてしまった。

このホールの規模や構成すらも、ちょうどよくなっていたのである。その目的でつくったわけではないのに。

ワクチンは、接種後、アナフィラキシーが起きないかの確認のために15分ほど会場で待機しなければならない。

30人ぐらい座ってもらい、接種を受ける人は座ったままで、医師が横に移動しながら一人ずつ打っていくと、動線がスムーズに終了する。実際に、受けた人から「予防接種用につくった建物ですか？」と聞かれたほどだ。

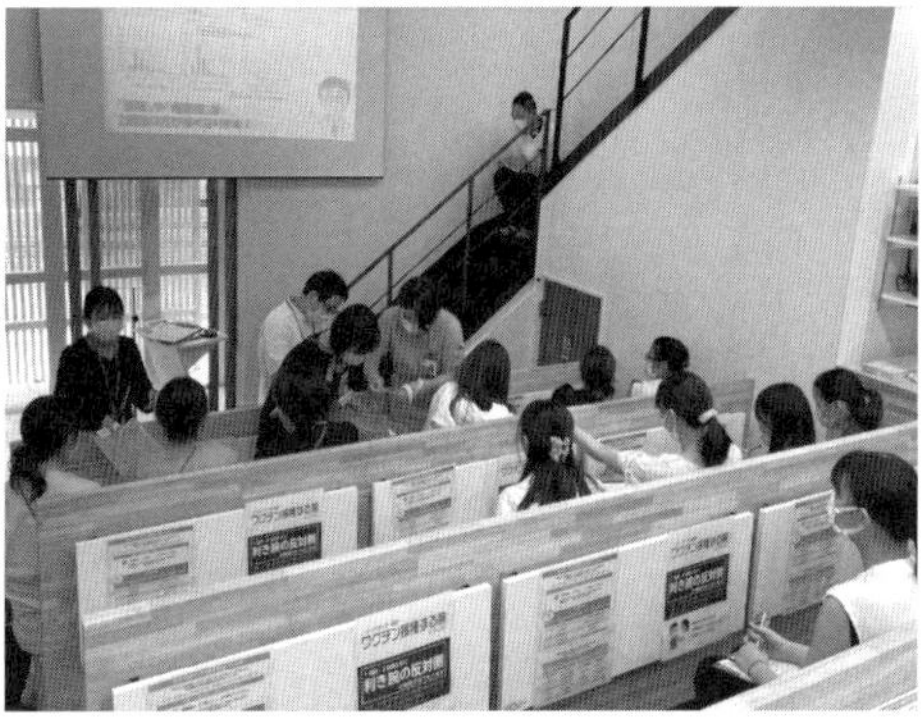

「とものでホール」でのコロナワクチンの接種の様子。
『武蔵村山さいとうクリニック』のほど近くにある。

あまりにもうまく活用できたので、「神様が導いてくれているのか?」と思ったものだ。

予防医学こそ、医師がやるべきことではないか?

プライベートジムの『RIZAP(ライザップ)』の人気を受けて、考えたことがある。

ダイエットのみならず、病気になる前の健康管理や予防医学に目をつけたサービスで、一つの産業として成り立っているし、分かりやすいCMなどで話題にもなった。

それを否定したいのではない。それで人々の健康意識が高まれば、すばらしいことだからだ。

一方で、増収増益になっていると知り、不満というよりも疑問を持った。

専門家のもとでトレーニングや食事の管理などを行っているようだが、予防医学的なエビデンスのレベルまでは達していないだろう、と。

僕は、ダイエットや予防医学こそ、本来は医師がやるべきことだと考えている。

でも、巷には医師が手掛けるそういった医療サービスは、ほとんど見受けられない。なぜかと言えば、予防医学が医療のくくりに入っておらず、予防医学には診療報酬が１点もついていないからだ。

つまり現在の日本では、病気にはなっていない人を相手にした予防医学は儲からないどころか全くお金にならないし、医師がそれをしたくても食べてはいけない。

それは、「病人をお客にしている」現状を生み出しているのではないだろうか。

現状では、医療は病人にならないための予防に努力するのではなく、病人になった人に薬を処方し治療をして、対価を得る仕事なのだ。悪いことではないけれど。

例えば、健康という川の上流でがんにならないように努力するのではなく、その下流でがんになった人に対して治療をするのが医師ということになる。

でも僕は、「医師は上流のほうでも先頭を切ってやるべきではないか。予防医学にも着手したい」と思った。

高齢者に多い生活習慣病やメタボリックシンドローム、整形外科の病気、サルコペニア

（加齢などにより全身の筋力が自然低下すること）、フレイル（加齢などで筋力や心身の活力が低下した、健康と要介護の間の状態）など……、すべては予防医療が重要だからだ。

少子化による急速な人口減少と高齢者人口がピークに達する「２０４０年問題」を解決するためにも、予防医学が必要だと思う。

健康維持のためのエクササイズを提供しようと考えたが、ただ単に人を雇用するのはつまらない。ここは「僕らしく」考えてみた。

「『医療×エクササイズ×格闘技』というトライアングルのフィットネスジムをやろう！」

第5章でリングドクターの活動を紹介したが、格闘技はたとえトップレベルの選手であっても、食べていくのは容易ではない。

超トップレベルの選手でも1試合のファイトマネーは良くて１０００万円、ほとんどの選手はなんと2～5万円の世界なのだ。すると「明日の飯にも困る」状況になりやすい。

だから、現役選手や引退した選手の雇用をしようと思ったのだ。

娯楽として人気スポーツであるプロ野球でさえも、選手が引退した後のセカンドキャリアはほとんど体制ができていない。

そのセカンドキャリアを構築するためにもモデルケースをつくりたい。

そして、格闘技分野と社会医療を結びつけ、予防医学の新しい形の社会貢献にもなる。

格闘家選手の雇用は、みんなのプラスになる

S棟・N棟の2階には、リハビリテーション室とトレーニングルームがある。

リハビリテーションの助手や、平日に毎朝、地域の人が集まってストレッチなどを行う「朝活体操」のインストラクターとして、選手たちを採用した。

選手が試合で勝てば、スタッフだけでなく患者さんも喜んでくれるし、みんなが元気をもらえる。選手だけではなく、みんなのプラスになると考えた。

雇用した選手の一人が、浜崎朱加《あやか》だ。

世界最強のファイターが集う、世界最高峰のアメリカのMMA団体「UFC」では、実はまだ日本人チャンピオンが誕生していない。

浜崎はもともと軽い階級のため「ＵＦＣ」には出られなかったが、「ＵＦＣ」がやっているアメリカ女子ＭＭＡ団体「Invicta FC」へ参戦した。

２０１５年10月に「Invicta FC」の世界アトム級王座に挑戦し、見事勝利を収めた。日本人初となる世界王者に輝いたのだ。その後、二度の防衛にも成功した。そのあとは２０１８年５月に舞台を日本最高峰の格闘技イベント「ＲＩＺＩＮ」に移し、ここでもチャンピオンになった。

『武蔵村山さいとうクリニック』では、チャンピオンになる前である、10年ほど前から雇用している。

雇用したもう一人の選手が、アキラだ。本名は杉本章だが、アキラというネームで活動している。

２０１３年から「ＰＡＮＣＲＡＳＥ」で戦っている選手で、「ＲＩＺＩＮ」でも活躍している。２０２３年には「ＰＡＮＣＲＡＳＥ」の王座統一戦で判定勝ちを収め、チャンピオンになった。

アキラの強い心意気にかけて、法人内のスポーツ枠特別社員として雇用した。

アキラが『武蔵村山さいとうクリニック』所属選手として、僕にとって大切な団体のチャンピオンになったのは、感無量という言葉だけでは表現しきれない。念願だったチャンピオンベルトを獲得してくれたのは、最高で最大のプレゼントだった。

さらに、「いつでも運動　いつまでも健康」をテーマに医師が監修して、総合格闘技の世界チャンピオンや有資格者たちが指導を行うフィットネスジムをつくることにした。

２０２３年6月、クリニック系列として、腰痛を起こす病気や糖尿病などで医療にかかっている人たちが運動できる「ファイティスメディカルＭＳＣ」、総合格闘技などの競技をするアスリートのためのジム「ファイティスジムＭＳＣ」、体幹トレーニングやエクササイズなどを行う「ファイティススタジオＭＳＣ」という三つの空間をつくった。

名称は、格闘技の「闘い（ファイト）」からとって「ファイティス」。「ＭＳＣ」は、『武蔵村山さいとうクリニック』という意味だ。

先行して「ファイティスジムＭＳＣ」をその約3年前につくっていたが、これを三つに分けた形だ。

一般の人が利用するのは「ファイティスメディカルＭＳＣ」、「ファイティススタジオＭＳＣ」の二つになる。「ファイティスメディカルＭＳＣ」は『武蔵村山さいとうクリニック』のすぐ近くに、「ファイティススタジオＭＳＣ」は近隣の東大和市に開設した。

対症療法から予防医療へ。ここで、１００年生きぬく体づくりを実施していける。

医師が監修し、予防医学×総合格闘技の基礎をベースとして作成された「ファイティスプログラム」をもとに、ストレッチや椅子体操、筋トレ、キックボクササイズ、パンチボクササイズなどの予防医療メニューを用意している。

ダンベルや器具などを使わずに自体重を利用した体幹トレーニングは、子どもから高齢者まで参加できるようになっている。

スタッフが働きやすい環境を整えたい！

ホールの建設や「ファイティス」グループの開設を紹介したが、こういった環境整備や体制づくりにおいて欠かせないのが、スタッフの存在だ。

開院時のスタッフ数は6人ほどだったが、患者さんが増えたり、規模を大きくしたりしたことで、その数はすぐに20人前後になり、50人前後になった。ちなみに2023年9月現在では、130名ほどいる。

新卒者も受け入れていて、2023年は9人を採用した。

理由は二つある。一つは、すでにいる社員にとって新人を育てることはいい経験なのではないかと考えているからだ。

もう一つは、父が会社を経営するなかで、地方から上京した高卒などの人を採用し、わが家に下宿させていたからである。母が彼らのぶんの食事もつくり、僕らと一緒に住んでいたのだ。ちなみに、僕が生まれたときに18歳で上京して父の会社へ入社し、しばらく下宿していた人が、今、父の会社を継いでくれている。

そういう人たちとずっと生活を共にしていたからこそ、自分も地方出身者を採用し、その人が成長する環境を整えられたらと考えていた。

鹿児島県の医療事務の専門学校などから、毎年採用していた。

雇用促進のためには、女性が働きやすい環境をつくり社会進出をサポートすることと、シニアの再雇用と、外国人雇用の三つが必要だと考えている。

医療はＡＩ化ができず、人が人を診る仕事で、マンパワーが絶対必要だからだ。この三つを意識している。

２０２２年以降はインドネシアからの採用も始め、現在３人いて、まもなくさらに４人入社予定だ。彼らは単なる出稼ぎ労働ではなく、特定技能外国人として来ている。

近隣の集合住宅を複数購入して社員寮にし、敷金や礼金は不要で家賃は２～３万円ほどに設定して、日本の文化から教えている。

雇用を進めることで、地域の雇用促進にもなる。

ほとんどは正社員で採用している。契約社員などは少ない。

働くモチベーションの一つはお金だと思うので、一般的な医療機関よりも給料を高く設定しているつもりだ。

働く環境も整えたいと考えている。先述した社員寮もその一つだ。

医療職に対しては、年間3回まではかかる費用をこちらが負担する形で、学会に行って学び、それをフィードバックしてもらう、独自の教育システムを設けている。

また、福利厚生の一つとして、昼食の弁当の支給も始めた。

きっかけはコロナ禍。多忙で弁当を買いに行く暇が全くないし、弁当を買いに行って人と接する機会を感染予防上、極力減らしたいからと、手づくり弁当を持参する人が増えたので、支給することにしたのだ。

コロナ禍ではみんなが踏ん張り、頑張ってくれたので、感謝としてこの2年間は年間4回のボーナスを出した。

さらに、コロナ禍の売上はスタッフや院内に還元したいと思い、全部署に「ご褒美」を提案した。欲しい機器や環境整備などがないかを尋ねたのだ。

そうしてみんなが希望したものは、全部購入した。

診療部は、内視鏡のカメラやシステム、ブルーライトの照明設備。

放射線科は、詳しくは後述するが、僕の待望でもあったＭＲＩ装置。

臨床検査科は、エコーや肺機能の検査機。

受付は、診療予約・受付管理システム「ドクターキューブ」や自動会計システム、電子カルテのバージョンアップ。

車両部は、新しい車。

法人本部という事務方は、近隣の3階建ての建物を購入。1フロアを訪問看護ステーションに、1フロアを法人本部の新オフィスにし、「サンカン棟」と名付けた。


スタッフ数が少ない頃には、みんなで飲みに行ったり、自宅にみんなを招いたりすることが頻繁にあった。しかし、100人を超えてしまうと、なかなかそうはいかない。

僕はイベントが大好きなので、最近ではイベントを企画してもらい、交流する時間を楽しんでいる。

プロ野球や総合格闘技の観戦をしたり、ゴルフのコンペをしたり、ボウリング大会をしたり、年に一度東京ドームを貸し切ってみんなで野球をしたり、有志のスタッフで複数のチームをつくって毎年12月に武蔵村山市民駅伝大会に参加したり……。

中でも大きなイベントは、希望者全員で1泊2日の旅行に出かける「研修旅行」だ。

２０２３年は約60人で三重県・愛知県へ行ってきた。遊園地、熱田神宮、名古屋城へ行き、夜は宴会としてフォトコンテストやカラオケ。クリニックの外で時間を共にしていると、スタッフの意外な一面を見ることもあり、おもしろい。

とても楽しい時間を仲間と共にして、有意義な旅行だった。レクリエーション委員のみんなが頑張ってくれて実現した旅行だ。

また楽しい旅行ができるよう、日々の診療をコツコツと頑張っていきたいと思う。

僕の趣味の一つは、マラソンだ

スタッフと参加する駅伝大会では、実は僕も自ら走っている。

僕の趣味の一つは、マラソンなのだ。

ちなみにもう一つは、野球である。プレーをするのも観戦も大好きだ。

『武蔵村山さいとうクリニック』では、「ナオキース」という草野球チームをつくって活動している。

ひいきのプロ野球チームは、読売ジャイアンツだ。巨人軍の選手たちは子どもの頃から憧れの存在だし、今は若い選手でも「すごいな」と思って応援している。

野球は、「こう投げたからこうなって……」と緻密に考え、対戦相手の実力や心理なども読みながら、戦略を立てて動くスポーツだ。チーム内で分担があり、力を合わせてプレーする。

それによって、結果が変わる。根性や気合いだけで行うものではないのだ。

さて、マラソンに話を戻そう。

始めたきっかけは「東京マラソン」だ。

僕の現在の体重は67〜68キロだが、40歳過ぎのとき、接待でおいしいものを食べ過ぎて75キロくらいになってしまったのだ。血液データや肝機能も悪くなり、胆石もできていた。

そこで、イベントやお祭り好きの僕は毎年「東京マラソン」に応募していたのだが、なかなか当選することはなかった。

だから完全にあきらめていたのだが、2014年の「東京マラソン」の出走権に、急にポーンと当選したのだ。

「えっ、当選!?」

驚いたが、そのときの自分には、世の中にあるすべてのものの中で一番欲しかったものだったから、夢のようなプレゼントだった。

「うれしいなぁ。だけど、練習しないとやべえ（笑）！」

そう思って練習を始めると、頑張ればその努力がタイムに表れていく。それがおもしろいと感じた。逆に、さぼるとタイムに出ないのだ。

以前は、マラソンは野球のように番狂わせがないから、つまらない競技だと思っていた。個人競技なので団体競技と比べると劇的な展開は訪れにくく、持ちタイムでだいたい結果が事前に見えてしまう。

でもいざ始めてみると、マラソンは忙しい日々の中の心がけや努力が、見事に結果につながっていく。以前と比べた体力の衰えなども分かりやすいのでやめられない。

走る度に、おもしろくなっていった。

同様に、患者さんからのクレームがあるときは、「自分の対応が悪かったかもしれない」

と考えるようにもなった。

職員が辞めるときは、「自分の配慮が足りなかったときだ」と。

普段の自らの行いと結果を、以前よりも結びつけて考えられるようになったのだ。

いきなりフルマラソンは走れないから、10キロくらいのマラソン大会で走ってみたら、腰と膝を痛めて終わった。

みんなにも出ると言った以上、プライドにかけてゴールしなければいけないと思い、糖質ダイエットで75キロぐらいあった体重を62、3キロまで落とした。

そのおかげか、何とかゴールすることができた。

そこから、「マラソンっておもしろいな。こんなに体重を落としたからキープしたい」と思って、ずっと続けている。

日曜も診療があり、休日はほとんどなく、走る時間はあまり確保できないので、自宅からクリニックまでの約8・5キロメートルの通勤をランニングに充てている。所要時間は30～40分。帰りは、真っ直ぐ自宅に帰れる日だけランニングしている。

翌年も「東京マラソン」に出場することができた。

そのときはあいにくの雨で、ジャイアンツユニホームで走るか、普通のTシャツで走るか、ぎりぎりまで迷ったが、来年の東京マラソンに参加できる保証はないので、後悔しないようにジャイアンツユニホームでフルコースを走ることにした。

ユニホームに着替えて、防寒対策のビニール袋で覆い、お祭りだからと用意していたオレンジ色の派手なアフロウィッグを被ってみた。でも着用した瞬間から、もう恥ずかしくて仕方ない。すぐにサングラスをかけて変装した。

スタートし、走り始めると、沿道から大声援が飛んでくる。

「ジャイアンツ、頑張れ‼」

「ジャイアンツ、今年は優勝だ‼」

僕はその都度、手を挙げたり、グータッチの仕草をしたりしてスター気取りで走っていたが、だんだんそんな余裕はなくなった。

でも、ジャイアンツユニホームで出場している以上、「巨人軍は紳士たれ‼」の精神で声援に応え続け、結果的にそれが力になって、最後まで走り抜くことができた。

僕はゴール地点でも目立っていたようで、『チマタの噺』というテレビ番組の取材班に突然マイクを向けられ街角インタビューを受けた。

僕は知らなかったが、笑福亭鶴瓶さんのトーク番組で、テレビ東京の深夜番組らしい。

はじめは「東京マラソン」やジャイアンツの話をしていたが、そこからだんだん話は脱線。

「ところで、職業は？」

「え、開業医⁉ ほんとですか⁉」

「リングドクターもやってるんですか⁉」

取材班が興味を持ってくれて、着替えた後もインタビューを受け、さらにリングドクターの取材をしに「PANCRASE」にも来てくれて、それは後日放送された。

思わぬ展開になったが、命がけで戦っている格闘家やリングドクターの活動、そして「PANCRASE」のことを一般の人たちに伝えられたらと長年思っていたので、それが叶ってよかった。

東京マラソン、最高だったなぁ。一生忘れないマラソン大会になった。

ワンストップ医療を進めるため、ついにＭＲＩ装置を導入

駅伝から趣味のマラソンの話になってしまったが、話を『武蔵村山さいとうクリニック』に戻そう。

整形外科医の後輩が週に一度来てくれるようになったことで、『武蔵村山さいとうクリニック』は２０２０年から整形外科の外来を開始した。

基本的には「何でも診る」という総合診療をしているが、必要な場合には曜日によって得意な医師を案内している形だ。

２０２１年７月からは循環器内科の外来をスタート。

２０２３年８月には、脳神経外科の外来も始めた。これは、９月のＭＲＩ検査装置の導入を見据えてのことだ。

地域のクリニックにＭＲＩ装置など普通はないが、診察・検査・診断・治療というワンストップ医療を進めるためにも、ＭＲＩ装置の導入は悲願だったのだ。

このＭＲＩ装置を入れた棟は、Ｍ棟と名付けた。

ＭＲＩのＭと、母・正子（Ｍａｓａｋｏ）のＭ、そして「Ｍｏｔｈｅｒ（母）」のＭから、そう呼ぶことにした。Ｓ、Ｎ棟と合わせて、家族で立っているイメージだ。

２０２３年9月、恩師の小山先生に毎年恒例の埼玉医大医師会の産業医研修会でお会いできた。先生は外見こそ白髪が出て少し痩せていたが、声や話し方の勢いは以前のままだった。

実は、２００８年のクリニックの開業時、ＣＴを導入したことを自慢気に話したとき、小山先生から「今どきは64列のＣＴじゃなけりゃダメだよ！」と言われ、意気消沈したことがある。

その後、２０１８年に満を持して64列のＣＴを導入すると報告したときには、「これからは医療機器じゃなくて、ＡＩに投資しなきゃダメだよ！」と言われ、また意気消沈したものだった。いつの日も、なかなか褒めてはもらえないのだ。

そして今回は、開院15周年とＭＲＩ装置の導入をご報告した。

「そうか、もう15年か。よく頑張ってるな。格闘技のドクターはまだやってんの？」

「はい、まだやってます」

「昔『週刊プロレス』、買い占めてたもんなぁ。ＭＲＩは３・０テスラ？」

「いえ、１・５テスラです」

「ま、いいか。１・５でも何とか見えるよ」

テスラとは磁場強度の単位で、頭部においては３・０ステラのほうが鮮明な画像を撮影できるが、心臓や腹部など動いている臓器が対象の場合は、１・５テスラが有利といわれる。

小山先生から、これまではことごとく愛情たっぷりに否定され続けてきたのだが、この歳で初めて、少しだけ認めてもらえたような気がしたのだ。

僕が小山先生に「でかした、よくやった」と言っていただける日はくるのだろうか。父の件ではとびきりの優しさを注いでいただいたが、いつまでも師であることを思い知らされた。

いつか、小山先生に『武蔵村山さいとうクリニック』に来ていただき、今の自分を見てもらえたらと願っている。そして、いつものように力強く否定してもらいたい。それが、小山先生と僕の師弟関係だ。ご来院の日まで、必死に頑張ろう。

ずっとクリニックを拡張し続けているから、「どこへ向かっていくんだろう?」と思う人がいるかもしれない。

ここからの僕の構想は、主に二つある。

一つは、「ファイティスＭＳＣ」グループの運営がうまくいけば、それをベースにして、より大きな健康増進施設をつくりたいのだ。

25メートルプールを置いたり、エアロバイクを10～20個置いたりして、大きなスポーツジムをつくり、今隣接している薬局と一緒に、薬の説明をしたり体力測定をしたりするようなスペースもつくる。それらを備えた、健康増進施設をつくりたいと考えている。

地域の患者さんの「お看取り」ができるように

もう一つが、ホスピスのようにお看取りまでを行える施設だ。

地域で一般医として診療し、訪問看護などもつくってきた結果、「医療の前と後」が必要だと考えるようになった。

医療の前とは、先述した予防医学のことである。

医療の後とは、最期の、天国へ旅立つための施設だ。

現在はその施設が、圧倒的に足りていない。待ち時間が長く、予約を入れたものの、入居できずに亡くなってしまうケースが多いのだ。

お看取り。これまで、何人も、経験させていただいた。

医療科学ではとても説明できない経過で、残念だけれどもご遺族が「よかった」と感じられるお別れもあれば、力を尽くしてもご遺族も僕も悲しい思いをするお別れもある。

お看取りのたびに、自分は医師としてたくさんの経験をして成長させてもらっているのだと改めて思う。

なぜそれをつくりたいかというと、武蔵村山市は医療過疎地なので、老々介護や独居の人は異変を感じると救急車を呼ぶことが多い。「何かあれば齊藤先生のところへ行こう」と思っていたとしても、急な事態にパニックになって救急車を呼ぶケースはとても多いのだ。すると、そのまま天国に旅立つという流れになったとき、会ったこともない医師に看取られて「ご臨終です」と言われ、亡くなった住所はたいてい市外の災害医療センターや病院になってしまう。

実際に、患者さんの一人だったおばあさんが、僕が15年間診させてもらっていたのに、最期には他院に紹介されてしまったことがあった。

いくら「在宅でお看取りします」と言っていても、僕のような掛け持ちの医師に電話するのは気が引けたのかもしれないし、もしかしたらご家族に僕が看取れるような状況ではないと思われたのかもしれない。

それで〝火がついた〟のだった。

もう一つ、〝火がついた〟きっかけがあった。

僕はお看取りを行う施設への思いはありながらも、その気持ちを抑え込んでいた。正直に言うと、そろばんを弾けば全く儲かる事業ではないからだ。

ベッドを備え、通院や入院をして治療を受けられる「有床診療所」という形態は、法律によりベッド数は19床以下と定められ、多くのホスピスもこれに含まれるが、診療報酬改定で診療報酬が驚くほど下げられ、多くの施設が閉鎖されていっている。

サービス付き高齢者住宅などをＭ＆Ａし、医師が往診する形を取ったほうが、よっぽど儲かるらしい。こういう時代に有床診療所をつくれば、損をするとか、足を引っ張るとさえ言われている。

多くのスタッフを抱えながら事業を拡張していいものか、一か八かのかけに出ることには躊躇していた。

そんな僕に、一歩踏みだすきっかけが訪れた。

２０２３年春、長男が「医者になりたい」と言って、医学部へ入学したのだ。

僕はそれまでは、自分一代でクリニックを終える可能性があると思っていたが、齊藤家がさらにこの地で医療を続けられるかもしれない、と考えた。

「やはり、自分に正直に生きよう！」

こうして僕は、ある患者さんの旅立ちや長男の入学を機に、有床診療所の開設の申請を出したのだった。

さっそく同級生や先輩、元部下が勤める医療施設やホスピスを3軒ほど訪ね、視察した。視察で最も驚いたのは、患者側の希望についてだ。

在宅の患者さんたちは多くが自宅で最期を迎えたいのだろうと、僕はこれまで考えてきた。しかし、訪れたホスピスの説明によると「在宅患者の約8割が、このホスピスから天国へ旅立つことを望んでいる」という。

「患者さんたちの多くは、急性期病院では死にたくないけれど、環境の整った施設で、家族に迷惑をかけずに死にたい、と考えているのか！」

僕は、約8割の人が望むものをつくってこなかった。患者さんが本当には望んでいないことに対して、必死になってきたのか……。

とてもショックだった。医師として、患者さんの選択肢を広げないといけない。

「これは急いで、お看取りができる施設をつくらないといけない」

僕がお看取りまでできれば、地域の患者さんたちは何かあったときには僕を頼ることができるし、親しみのある武蔵村山市の地から天国に行くことができる。

家族に囲まれながら最期の時間を過ごせる。そんな環境をつくりたい。

計画は進行中で、1、2年以内にはできる予定だ。

そして最終的には、20床以上のベッドを持つ「病院」をつくりたいと考えている。

僕は医療の前から後までのラインを確立し、医療を一体化した齊藤グループをつくりたい。

あらゆる新規事業は、パイオニアの模倣ではなく、逆転の発想から生まれるといつも思ってきた。

医療においても同様で、自分の中でもいつもそういう発想が生まれないか考えている。

でも、そんなことはなかなか見つからず、少し見つかってスタートラインに立つと、途端に横槍が入ることもある。

それに打ち勝つ根性が必要だ。

僕はなんとしても「武蔵村山市から旅立ちたい」と望んだ人がそれを実現できる施設をつくり、最期の脈を取ってあげたい。

今、僕には本当にありがたいことに「齊藤先生に今まで診てもらったから、最期までよろしくね」という患者さんがいる。

そういう人たちにいつか〝お迎えのとき〟が来たら、「僕も将来行くから、天国で待っていてくださいね」という気持ちで「安らかに」と声をかけ、最期の脈を取りたい。

それはつまり、日々の中で今以上に患者さんの旅立ちがあることが前提で、僕は常にオンコールを取らなくてはいけなくなるし、気軽にお酒を飲むこともできなくなる。

でも、それに人生をかけるつもりだ。

人生は、生まれてくるところは選べないが、死ぬところは選べる。さらに、看取る人も選べる時代なのだ。

僕は残りの人生は、診療はもちろん、お看取りまでを行える施設にかける。

そして、死ぬまで医師をやりたい、死ぬほどやりたいと思っている。

人の顔色なんか、窺っていられない。悪いことさえしなければいいわけだから。
患者さんのほうを向いて、生きていきたい。

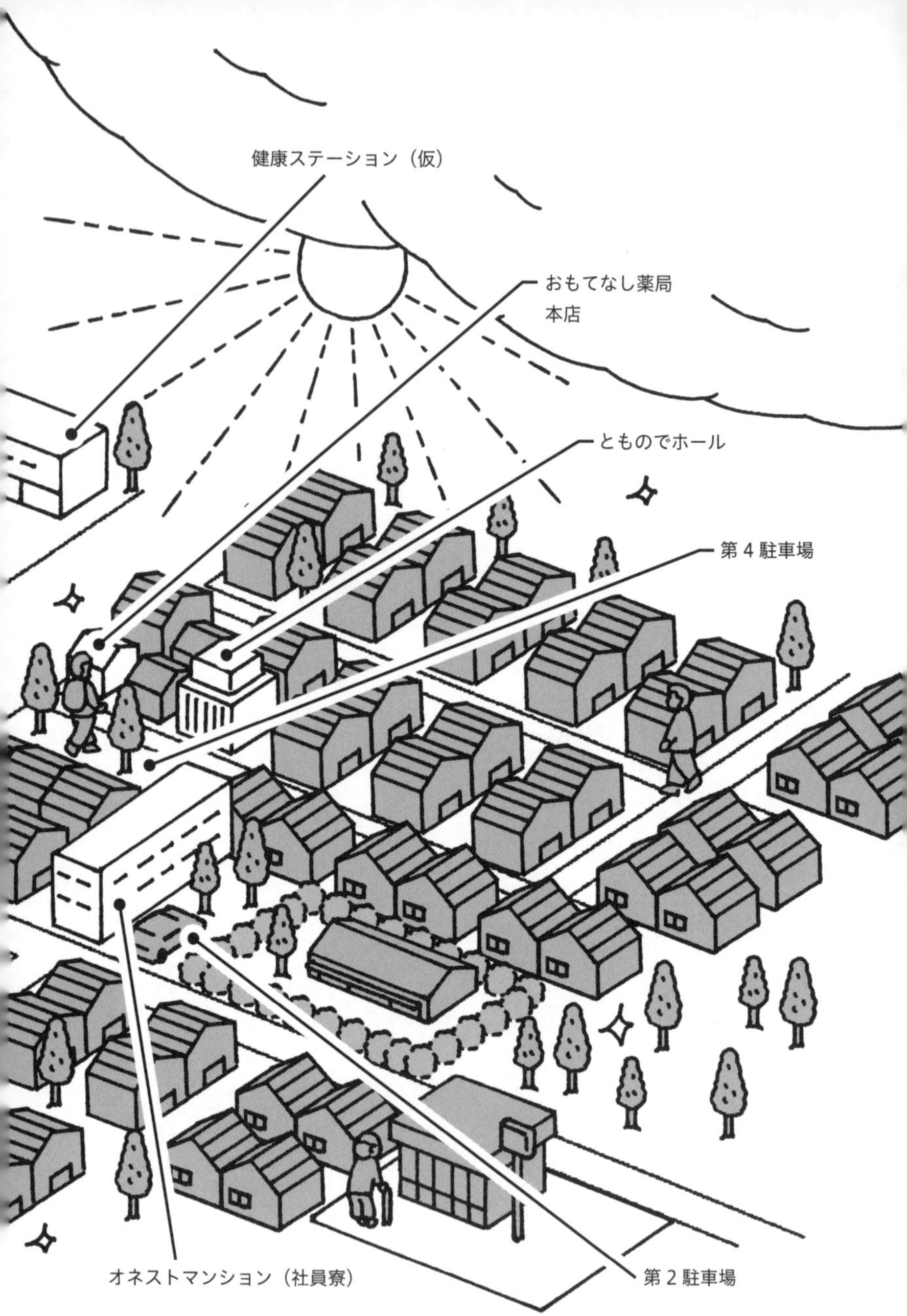

『武蔵村山さいとうクリニック』とその周辺のマップ。建物名に「(仮)」と示したものは、これから開設予定となっている。

武蔵村山さいとうクリニック
（S 棟・N 棟）
第 1 駐車場
（M 棟）
ファイティス
メディカル MSC
ホスピス（仮）
駐輪場
サンカン棟
（1F 託児ルーム、
2F ビッグライフ
訪問看護ステーション、
3F もかほ会本部）
第 3 駐車場
プライム薬局
おもてなし薬局
こころづくし店

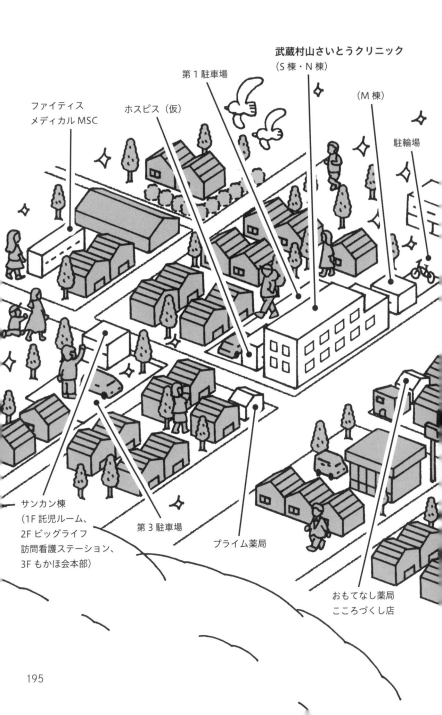

おわりに

僕は口下手で、何か思いつくと一人で衝動的に動いてしまうところがある。

それによってこれまで数々のトラブルを起こしたり、誤解を生んだりしてきた。

本書の制作を機に、自らの半世紀を振り返ることができたので、一息ついて、ここからまた自分らしく、正直な生き方を貫きたいと思う。

本書で後世のみなさんに、生き様を知っていただけたら幸いだ。

こうしてわが人生を振り返ってみると、ずっと走り続けてきたように思う。

自分の病気や父の死などで立ち止まる機会を与えられ、また走り出す。その繰り返しだ。

特に開院してからのこの15年間は、突っ走り続けてきた。

「いつ休んでいるんですか？」

そう思う方がいるかもしれない。これまでは休日をつくることをほとんどしていなかったが、２０２３年春頃から、金曜の午前中だけ診療を他の先生方に任せ、休みをいただいている。開院してからの15年弱は、月曜から土曜までフルで診療していた。

現在は金曜の午前中以外に、月に一日ほど休みがある程度だ。

『武蔵村山さいとうクリニック』は日曜が休診で、公式サイトなどでもそう記載している。しかし実際には、コロナ診療を機に、日曜の午前中は地域の患者さんのために外来を受け付けている。

地域の方たちもそれを知っているから、朝から来てくださるのだ。朝7時半頃から、一人、また一人と、患者さんが訪れ、9時前後には多くの方で待合室が溢れかえる。

平日も、公式の外来診療時間は朝9時からなのだが、僕たちは7時半過ぎから診ているし、地域の方たちもそれを知っていてその時間からいらっしゃる。

本書の制作チームのみなさんは、撮影のため来院されてこの様子を目の当たりにし、驚いていらした。たしかに、あまりないことなのだろう。

地域の方たちに頼りにしていただけることがありがたいし、信頼関係を築けているのだとしたら、この上ない喜びだ。

日曜の診療は他の先生に任せて休みをいただく場合もあるが、必ずと言っていいほど僕のもとへヘルプの連絡が来る。僕はどんなことがあってもオンコールを取るようにしていて、たいていクリニックへ駆けつけることになる。

「休みたい」とはずっと思っているが、結局、仕事をしていることが楽しいのだ。

たまに、大好きな読売ジャイアンツの観戦などにも行っているが、外にいるとクリニックのことが心配になる。

医師の仕事が一番楽しいのだ。大変なことはあっても、苦痛ではない。

ひたすら仕事、仕事……の人生だ。きっとこれからも。

これから、第6章で紹介したお看取りを行う施設をやるとなったら、事実上泊まらないといけない。始まったら、遠出はできない生活になるはずだ。

24時間365日の診療を目指すと自分で決めたのだから、それでいい。

僕は今、『武蔵村山さいとうクリニック』が医療界の「ドン・キホーテ」のような存在になれたらと考えている。

いつでも行けるような気軽さと、何でも販売している安心感を併せ持った、そんなクリニックがあってもいいと思うのだ。

少年時代には、「ナオ、しっかりやれ!」と、兄から叱責された。

野球部時代には、「直人、気合い入ってねーなぁ！」と、ケツバットを受けた。

アイスホッケー部時代には、「直人、根性入れろ！」と怒鳴られた。

埼玉医大の外科医時代には、「齊藤、お前は馬鹿か⁉　医者辞めちまえ‼」と、どん底に突き落とされた。

今は誰も怒ってくれない。だから謙虚に、自分で自分に気合いを入れる。

また明日から、患者さんのために一生懸命頑張ろう。


最後に、このような自分についてきてくれている仲間たち、共に夢を持つ格闘家たち、そして、ここまで育ててくださった小山勇教授、篠塚望教授、丸山正董先生、本当にありがとうございました。

また、仕事ばかりしている自分を常にバックアップしてくれている家族にも、ここで感謝を表したい。いつも、ありがとう。

２０２３年10月

齊藤直人

齊藤直人（さいとう・なおと）プロフィール

1972年、東京都国立市生まれ。医学博士。1997年3月、埼玉医科大学医学部卒業。第97回医師国家試験合格。同年4月、埼玉医科大学病院第一外科入局。総合格闘技団体「PANCRASE」の公認ドクターとしても活動を始める。2001年、埼玉医科大学大学院医学研究科博士課程修了。2003年、埼玉医科大学病院消化器一般外科にてチーフレジデント就任。2008年、『武蔵村山さいとうクリニック』開院、院長就任。2010年、『医療法人社団もかほ会』設立、理事長就任。

ディレクション・編集・構成 ……… 小久保よしの

装丁・本文デザイン …………………… 小久保しずか

イラスト ………………………………… 加納徳博

校正 ……………………………………… 木村潤

カバー・巻頭ページ撮影 ……………… 田中雅也

制作協力 ………………………………… 中山ユリ（医療法人社団もかほ会）

だから僕は「何でも診る」医師であり続けたい。

2023年12月26日　第1刷発行

著　者　齊《さい》藤《とう》直《なお》人《と》

発行者　太田宏司郎

発行所　株式会社パレード

大阪本社　〒530-0021　大阪府大阪市北区浮田1-1-8

TEL／06-6485-0766　FAX／06-6485-0767

東京支社　〒151-0051　東京都渋谷区千駄ヶ谷2-10-7

TEL／03-5413-3285　FAX／03-5413-3286

https://books.parade.co.jp

発売所　株式会社星雲社（共同出版社・流通責任出版社）

〒112-0005　東京都文京区水道1-3-30

TEL／03-3868-3275　FAX／03-3868-6588

印刷所　創栄図書印刷株式会社

本書の複写・複製を禁じます。落丁・乱丁本はお取り替えいたします。

©Naoto Saito 2023　Printed in Japan

ISBN 978-4-434-32992-0　C0095